U0276200

孕产妇风险筛查评估与诊治管理教程

主　编　秦　耕　朱丽萍　宋　莉
副主编　李　力　应　豪　秦　敏　裘　洁

编　委　(以姓氏笔画为序)

王　亮(国家卫生健康委员会妇幼健康司)　　张晓华(上海市闵行区妇幼保健院)
毛红芳(上海市嘉定区妇幼保健院)　　　　陈　焱(上海交通大学附属国际和平妇幼保健院)
古　航(海军军医大学长海医院)　　　　　林建华(上海交通大学附属仁济医院)
朱丽萍(上海市妇幼保健中心)　　　　　　秦　耕(国家卫生健康委员会妇幼健康司)
华嘉增(上海市第一妇婴保健院)　　　　　秦　敏(上海市妇幼保健中心)
李　力(陆军军医大学大坪医院)　　　　　徐先明(上海交通大学附属第一人民医院)
杨祖菁(上海交通大学附属新华医院)　　　黄亚绢(上海交通大学附属第六人民医院)
肖丽萍(上海市闵行区妇幼保健院)　　　　蒋佩茹(上海市公共卫生临床中心)
应　豪(同济大学附属第一妇婴保健院)　　程海东(复旦大学附属妇产科医院)
宋　莉(国家卫生健康委员会妇幼健康司)　裘　洁(国家卫生健康委员会妇幼健康司)
张　蓉(上海市普陀区妇幼保健院)　　　　潘琢如(上海交通大学附属新华医院)

秘　书　(以姓氏笔画为序)

李桂华(上海市妇幼保健中心)
陆　珺(上海市妇幼保健中心)
范崇纯(上海市妇幼保健中心)

人民卫生出版社

图书在版编目（CIP）数据

孕产妇风险筛查评估与诊治管理教程 / 秦耕，朱丽萍，宋莉主编 .—北京：人民卫生出版社，2019

ISBN 978-7-117-28336-6

Ⅰ . ①孕… Ⅱ . ①秦…②朱…③宋… Ⅲ . ①孕妇 – 妇幼保健 – 技术培训 – 教材②产妇 – 妇幼保健 – 技术培训 – 教材 Ⅳ . ①R715.3

中国版本图书馆 CIP 数据核字（2019）第 063491 号

人卫智网	www.ipmph.com	医学教育、学术、考试、健康，购书智慧智能综合服务平台
人卫官网	www.pmph.com	人卫官方资讯发布平台

版权所有，侵权必究！

孕产妇风险筛查评估与诊治管理教程

主　　编：秦　耕　朱丽萍　宋　莉
出版发行：人民卫生出版社（中继线 010-59780011）
地　　址：北京市朝阳区潘家园南里 19 号
邮　　编：100021
E - mail：pmph @ pmph.com
购书热线：010-59787592　010-59787584　010-65264830
印　　刷：三河市博文印刷有限公司
经　　销：新华书店
开　　本：787×1092　1/16　　印张：11
字　　数：268 千字
版　　次：2019 年 9 月第 1 版　2019 年 9 月第 1 版第 1 次印刷
标准书号：ISBN 978-7-117-28336-6
定　　价：29.00 元

打击盗版举报电话：010-59787491　E-mail：WQ @ pmph.com
（凡属印装质量问题请与本社市场营销中心联系退换）

前言

近年来,为加强精细化管理,保障母婴安全,降低孕产妇死亡率,原国家卫生计生委发布了《关于加强母婴安全保障工作的通知》(国卫妇幼发〔2017〕42号)和《关于印发孕产妇妊娠风险评估与管理工作规范的通知》(国卫办妇幼发〔2017〕35号)等规范性文件。相关规范主要根据世界卫生组织(WHO)在孕产期保健中推荐的采用疾病症状和体征用于早期筛查妊娠风险的要求。本书结合相关规范和上海市创新性的实践经验,进一步总结提炼转化,希望可以为各地规范开展孕产妇风险筛查评估工作提供重要依据。

2018年,在国家卫生健康委员会妇幼健康司指导下,由上海市妇幼保健中心牵头组织编写《孕产妇风险筛查评估与诊治管理教程》,旨在指导各级专业人员切实做好孕产妇风险筛查评估与管理工作,在各地孕产妇全程保健管理和临床实践中进一步细化落实相关文件要求,不断提高母婴安全工作质量。本教程的创新性在于,在相关规范的指导下,注重把人群健康风险管理理念应用于孕产妇,把传统的高危妊娠评分与管理优化为孕产妇风险筛查评估与分类管理模式,通过保健与临床将妊娠风险筛查与评估管理有机融合,做到早筛查、早发现、早诊断和早干预,这样既便于推动母婴安全保障工作关口前移,有效降低孕产妇死亡率,同时又充分体现分级管理、上下联动的整合型医疗卫生保健体系的实施策略,提高卫生资源效能。

本书分设风险初筛篇、风险评估诊治篇和风险评估管理与危重救治篇,从孕前和孕产期风险初筛到妊娠合并症和妊娠并发症的疾病识别、风险分级、风险评估方法、保健管理等方面进行了全面系统的论述,有助于指导各地开展生育全程保健管理与临床诊疗工作,为各级专业人员尤其是基层医护人员规范开展妊娠风险筛查评估与诊疗管理提供更深入细化、更具操作性的实用工具。本书汇集了临床、保健和管理等诸多学科资深专家的经验和智慧,内容创新性强、操作性强,希望能为各地进一步提高产科工作质量、降低孕产妇死亡率提供实用且具针对性的指导与帮助。在此,对编写中付出辛勤劳动的专家及编写组的全体人员表示衷心感谢。

鉴于我国妊娠风险筛查评估分级管理工作刚刚推行不久,尚需不断探索和完善,特别是妊娠并发症及合并疾病种类繁多,疾病发展存在许多不确定性,同时医学研究和临床实践与保健管理也在不断进步,本书所提供的内容和方法尚需根据以上进展不断完善和修正。希望读者和同行给予批评指正,我们将根据各地实践和医学进步及国际进展不断改进本教程,与广大同道一起为保障母婴安全而不懈努力。

编写委员会
2018年11月

目录

第一篇

风险初筛篇

　　孕产妇死亡率和婴儿死亡率是衡量经济社会发展和人类发展的重要综合性指标,为预防和减少孕产妇及婴儿死亡,切实保障母婴安全,要加强妊娠风险管控,积极开展妊娠风险筛查与评估。

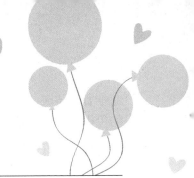

第一章

孕前保健与风险评估

世界卫生组织在分析全球母亲安全的干预措施时,曾提出母亲安全的三级预防策略,其中一级预防即从开展健康教育和提供服务保障、提高孕前保健意识方面来保护母婴安全。二级预防的重点在于早发现、早处理异常情况以降低不良影响。它是妊娠风险筛查与评估管理模式的第一步内容。

第一节　孕前保健意义

孕前保健是指在受孕前向女性和夫妇提供生物医学、行为和社会健康干预措施,旨在改善其健康状况,减少导致孕产妇和儿童健康结果不佳的行为、个人及环境因素,最终目标是在短期和长期内均改善孕产妇和儿童的健康。

预防和控制疾病的机会发生在生命的多个阶段,需要采用从婴儿期到儿童期,从青春期到成人期的全生命周期视角来制订强有力的公共卫生计划。孕前保健则尤为重要。随着围产医学的发展,孕前保健已被认为是对妊娠影响最重要的产科预防环节,是产科的预防医学。孕前保健服务是为准备妊娠的夫妇在怀孕前 4~6 个月提供的保健和咨询服务。孕前保健目的是使妇女做到有计划、有准备地怀孕,预防和减少影响妇女健康和妊娠的不利因素,减少出生缺陷的发生,它是提高人口素质和保障母婴安全的基础。

一、提高出生人口素质

男女双方的生殖细胞即精子和卵子的质量直接影响新生命的质量。而精子和卵子的质量又与父母的身体健康状况及所处的环境密切相关。夫妇双方若患有遗传性疾病或有遗传性疾病的家族史,他们的生殖细胞就有可能携带这些遗传病的基因;夫妇双方若处在不良的生活或工作环境中,他们的生殖细胞就有可能因环境中有毒有害物质的影响而受到损害。准备怀孕的夫妇双方如能通过孕前保健进行医学咨询、检查,就能及时发现问题。预防遗传性疾病的传衍,避免环境中有害因素对生殖细胞及其功能的损害,可为新生命的产生和发育创造良好的先天和后天条件。孕前保健可指导准备怀孕的夫妇在最佳的身体、心理和环境状态下做到有计划受孕,为新生命的诞生创造一个良好的起点,可以降低出生缺陷儿的发生率和提高出生人口素质。

二、保障母婴安全

妊娠和分娩虽然是都是生理过程,但是孕育一个新生命对母婴健康的影响是长远的。

在准备怀孕前,通过孕前保健进行医学咨询、检查,对母亲的健康状况能否胜任孕育新生命的负担,及所患疾病是否会影响胎儿等进行风险初筛评估,尽早采取措施来消除或减少风险的不良影响,可以降低孕产妇和婴儿死亡率,预防意外怀孕,预防怀孕和分娩期间的并发症,预防死产、早产和低出生体重、新生儿感染、体重不足、发育不良和艾滋病/性传播疾病的垂直传播,降低儿童癌症及以后2型糖尿病和心血管疾病的患病风险,对保障母婴安全有非常重要的意义。

第二节　孕前健康教育

健康教育是社区卫生服务机构的六大功能之一,将孕前保健知识纳入社区健康教育的内容,在群众中普及孕前保健重要意义,做到社会重视,家庭支持,营造"母婴安全"的良好氛围。

同时,社区卫生服务机构要主动与社区内公安、民政、计划生育、妇联等相关部门联系,掌握辖区内(包括外来人口)需要孕前服务的重点人群即新婚夫妇、婚后尚未生育和准备生育夫妇的基本情况,通过面对面咨询、组织讲座、观看录像和发宣传单等多种形式,为这些重点人群提供孕前保健的健康教育。

一、建立健康的生活方式

维护母体健康,母体是孕育新生命的小环境,其健康状况和生活方式将会对新生命产生直接的影响。建立健康生活方式:

1. 日常生活的起居作息要科学、规律地安排,注意个人卫生,改变不良的生活习惯(如吸烟、酗酒、吸毒、网瘾等)。

2. 适当运动,控制体重,活络筋骨,增强肌肉,改善心肺功能。

3. 避免高强度的工作,保证充分睡眠。

二、营养指导

均衡营养,改变不良饮食习惯(如偏食,节食,暴饮暴食,经常吃垃圾食品,进食过快等)。食盐加碘,管理糖尿病,控制体重,保证孕前体重指数正常(BMI 18.5~24kg/m^2)。孕前多食含叶酸的食物如肝、肾、蛋等动物性食品和菠菜、芹菜、莴苣、橘子等蔬菜水果或加服叶酸片(叶酸 0.4~0.8mg/d),既往发生过神经管缺陷的妇女,需每天补充叶酸 4mg。

三、良好的生活环境

避免高噪音环境、家庭暴力,避免密切接触宠物,避免接触生活、职业环境中的不安全因素和有毒有害物质(如放射线、高温、铅、汞、苯、砷、农药等)。停止使用不必要的药物,避免使用可能影响胎儿正常发育的药物。

四、重视口腔卫生

许多研究报道,妊娠期牙周病与早产有关。主要由于牙周炎症的细菌和细菌毒素可以进入血液循环,导致血管内膜发炎。胎盘血管炎症可以影响胎盘血流,造成胎盘功能障碍,故而诱发早产。因此孕前保健中应当进行口腔保健,治愈口腔疾病,尤其是牙周疾病。

五、调整避孕方法

决定计划受孕后,要调整避孕方法。采用口服避孕药避孕者,使用短效口服避孕药后生育力多立即恢复,停药后对子代没有影响,停药后即能妊娠;长效口服避孕药则需考虑长效雌激素在体内的积蓄作用,推荐停用后半年妊娠较为安全。如放置宫内节育器避孕者,应取出节育器。

六、预防接种

在医生指导下进行风疹、乙肝、流感等疫苗的接种工作。

七、优生优育

有准备、有计划地妊娠,尽量避免高龄妊娠,有遗传病、慢性疾病和传染病而准备妊娠的妇女,应予以遗传咨询及相关检查。

八、做好孕前的心理和物质准备

1. 心理准备　保持心理健康,愉快地接受怀孕给自己生理和心理带来的各种变化,预防孕期及产后心理问题的发生。

2. 物质准备　包括居室准备、经济准备及了解生育保险的领取途径和给付标准。

九、进行孕前医学检查(详见本章第三节)

第三节　孕前医学检查

孕前保健门诊对备孕夫妇双方的一般情况、体格检查、生殖系统检查、临床实验室检查和影像学检查结果进行综合分析,识别和评估备孕夫妇是否存在可能威胁母婴安全或导致出生缺陷等不良妊娠结局的遗传、环境、生理、心理和行为等方面的风险因素,给予相应医学建议。

对于患有遗传性疾病或携带异常基因、携带异常染色体但表型正常的夫妇,有遗传病家族史、不良妊娠史的夫妇,应转诊至有资质的相关医疗机构接受遗传咨询,作进一步风险评估和规范处理。

一、评估孕前风险因素

1. 备孕夫妇目前健康状况。
2. 慢性疾病史、家族史和遗传病史、传染病史、避孕史及近期用药情况。
3. 生活方式、饮食营养、职业状况及工作环境、运动和劳动等情况。

二、体格检查

1. 常规体格检查　包括精神状态检查、特殊面容检查、五官检查、甲状腺检查、心肺听

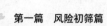

诊、肝脾触诊、四肢脊柱检查等。

2. 测量血压、身高、体重,计算体重指数(BMI),即体重(kg)/[身高(m)]^2。

3. 女性生殖系统检查 外阴、阴道、宫颈、子宫、双附件。

4. 男性生殖系统检查 阴茎、包皮、睾丸等。

三、辅助检查

1. 常规检查项目 血常规、尿常规、白带常规、血型、空腹血糖、肝肾功能、HBsAg 筛查、梅毒血清学筛查和 HIV 筛查等。

2. 特殊检查项目 宫颈脱落细胞学检查、TORCH 筛查、淋球菌检查、沙眼衣原体检查、甲状腺功能检测、75g 口服葡萄糖耐量试验(oral glucose tolerance test,OGTT)、血脂检查、盆腔超声检查、心电图检查、胸部 X 线检查、地中海贫血筛查(广东、广西、海南、湖南、湖北、四川、重庆等地区)等。

3. 必要时可建议进行妇科内分泌测定、心理量表测定等。

第四节 风险初筛和评估分类

根据孕前医学检查的结果进行风险初筛和评估分类指导。

一、风险初筛阴性

凡医学检查未发现任何异常,符合世界卫生组织对健康的定义,生理、心理、社会适应均正常的夫妇,属于风险初筛阴性。属第一类,进行常规的孕前保健指导。

二、风险初筛阳性

孕前医学检查中发现以下情况者为风险初筛阳性。

1. 女方年龄≥35 岁。

2. 女方 BMI<18.5kg/m^2 或 >24kg/m^2。

3. 生活方式不规律、饮食不正常,有偏食、节食,或有不良嗜好。

4. 双方或一方生活或工作环境中有不良因素接触史。

5. 有不孕史、习惯性流产、死胎、死产等不良生育史。

6. 双方或一方有遗传病家族史。

7. 曾有重要脏器疾病史、传染性疾病史、性传播性疾病史、生殖系统疾病史、免疫系统疾病史及精神病史等。

8. 体格检查发现心、肝、肺、肾等有异常症状。

9. 生殖系统检查发现有子宫肌瘤、卵巢囊肿等情况。

10. 实验室检查等辅助检查出现异常指标者。

三、风险初筛阳性者的分类指导

(一) 第二类

在三维健康之中有危险因素,但表现正常的亚健康人群。

1. 进行生活方式、行为习惯、健康关注、合理营养、适当活动等指导。对不良生活习惯及行为,如烟、酒、药物成瘾,过度疲劳、过度压力、心理焦虑、抑郁等进行干预、调整,必要时用药物、心理治疗。

2. 对于肥胖、超重或生化异常者(如高血脂、高尿酸血症、高胆固醇、血糖偏高等),重点进行合理平衡营养指导,饮食治疗,并配合适当运动。

3. 对有不良因素暴露史(如接触有毒有害物质等)者,建议其改善或避免不良的生活、工作环境后考虑生育。

(二)第三类

有生理、心理疾病症状及实验室检查有异常结果的个体,一般都需转院,进一步明确其意义。对患有心、肝、肾、肺等重要脏器疾病者,是否适宜妊娠,都需转专科确定。

(三)第四类

有不良生育史、遗传病家族史,或有重要脏器疾病史、传染性疾病史(包括生殖道感染及性传播性疾病)等特殊人群,需转遗传咨询门诊或相关专科门诊,明确诊断、进行治疗和指导,提出是否适宜妊娠的意见。

第五节　再次生育前评估

对有再次生育意愿的妇女,除依据初次备孕要求进行基本评估和指导外,对高龄孕妇需要增加以下检查评估与指导。

一、慢性疾病史

如心血管疾病、高血压、糖尿病或其他内分泌疾病、肝脏疾病、肾脏疾病等,应转诊至相关科室进行疾病与妊娠风险评估指导。

二、生育史

流产情况:次数、原因;新生儿情况:有无低体重儿、巨大儿、出生缺陷等;现有子女健康情况。

三、年龄

对年龄≥35岁的高龄妇女进行卵巢储备功能临床评估,必要时,对男方进行精液检查。

四、既往孕产期合并症、并发症

如妊娠期高血压疾病、妊娠期糖尿病、前置胎盘、子宫破裂等,再次生育前应充分了解并评估风险。

五、手术史

既往剖宫产情况及妇科手术史,包括子宫、宫颈及盆腔。

(朱丽萍　华嘉增)

第二章

孕产妇风险初筛

妊娠是一个特殊的生理过程。定期产前检查和风险筛查可及时发现妊娠并发症和合并症表现特征,尽早处理可以保证妊娠过程的正常进展,维护孕产妇的身心健康和胎儿的正常发育。孕早期的初次筛查尤为重要。世界卫生组织推荐的新的产前保健模式亦强调了这一点。

一、初筛

首诊医疗机构应当对首次就诊建档的孕产妇进行妊娠风险初步筛查(使用初筛工具表)(表 1-1),筛查结果记录在"母子健康手册"及相应信息系统中。需关注:在建档时仔细检查和询问是否存在具有特征的临床表现及会影响继续妊娠的既往病史,关注各系统有无常见合并疾病。

表 1-1　孕产妇妊娠风险筛查表

项目	筛查阳性内容	
1. 基本情况	1.1	周岁≥35 岁或≤18 岁
	1.2	身高≤145cm,或对生育可能有影响的躯体残疾
	1.3	体重指数(BMI)>25kg/m^2 或 <18.5kg/m^2
	1.4	Rh 血型阴性
2. 异常妊娠及分娩史	2.1	生育间隔 <18 个月或 >5 年
	2.2	剖宫产史
	2.3	不孕史
	2.4	不良孕产史(各类流产≥3 次、早产史、围产儿死亡史、出生缺陷、异位妊娠史、滋养细胞疾病史、既往妊娠并发症及合并症史)
	2.5	本次妊娠异常情况(如多胎妊娠、辅助生殖妊娠等)
3. 妇产科疾病及手术史	3.1	生殖道畸形
	3.2	子宫肌瘤或卵巢囊肿≥5cm
	3.3	阴道及宫颈锥切手术史

项目	筛查阳性内容
3. 妇产科疾病及手术史	3.4　宫 / 腹腔镜手术史
	3.5　瘢痕子宫（如子宫肌瘤挖除术后、子宫肌腺瘤挖除术后、子宫整形术后、宫角妊娠后、子宫穿孔史等）
	3.6　附件恶性肿瘤手术史
4. 家族史	4.1　高血压家族史且孕妇目前血压≥140/90mmHg
	4.2　糖尿病（直系亲属）
	4.3　凝血因子缺乏
	4.4　严重的遗传性疾病（如遗传性高脂血症、血友病、地中海贫血等）
5. 既往疾病及手术史	5.1　各种重要脏器疾病史
	5.2　恶性肿瘤病史
	5.3　其他特殊、重大手术史、药物过敏史
6. 辅助检查 *	6.1　血红蛋白 <110g/L
	6.2　血小板≤100×10^9/L
	6.3　梅毒筛查阳性
	6.4　HIV 筛查阳性
	6.5　乙肝筛查阳性
	6.6　清洁中段尿常规异常（如蛋白、管型、红细胞、白细胞）持续两次以上
	6.7　尿糖阳性且空腹血糖异常（妊娠 24 周前≥7.0mmol/L；妊娠 24 周起≥5.1mmol/L）
	6.8　血清铁蛋白 <20μg/L
7. 需要关注的表现特征及病史	7.1　提示心血管系统及呼吸系统疾病
	7.1.1　心悸、胸闷、胸痛或背部牵涉痛、气促、夜间不能平卧
	7.1.2　哮喘及哮喘史、咳嗽、咯血等
	7.1.3　长期低热、消瘦、盗汗
	7.1.4　心肺听诊异常
	7.1.5　高血压，血压≥140/90mmHg
	7.1.6　心脏病史、心力衰竭病史、心脏手术史
	7.1.7　胸廓畸形
	7.2　提示消化系统疾病

续表

项目	筛查阳性内容
7. 需要关注的表现特征及病史	7.2.1　严重食欲缺乏、乏力、剧吐
	7.2.2　上腹疼痛、肝脾大
	7.2.3　皮肤巩膜黄染
	7.2.4　便血
	7.3　提示泌尿系统疾病
	7.3.1　眼睑水肿、少尿、蛋白尿、血尿、管型尿
	7.3.2　慢性肾炎、肾病史
	7.4　提示血液系统疾病
	7.4.1　牙龈出血、鼻出血
	7.4.2　出血不凝,全身多处瘀点、瘀斑
	7.4.3　血小板减少、再障等血液病史
	7.5　提示内分泌及免疫系统疾病
	7.5.1　多饮、多尿、多食
	7.5.2　烦渴、心悸、烦躁、多汗
	7.5.3　明显关节酸痛、脸部蝶形或盘形红斑、不明原因高热
	7.5.4　口干(无唾液)、眼干(眼内有摩擦异物感或无泪)等
	7.6　提示性传播疾病
	7.6.1　外生殖器溃疡、赘生物或水疱
	7.6.2　阴道或尿道流脓
	7.6.3　性病史
	7.7　提示精神、神经系统疾病
	7.7.1　言语交流困难、智力障碍、精神抑郁、精神躁狂
	7.7.2　反复出现头痛、恶心、呕吐
	7.7.3　癫痫史
	7.7.4　不明原因晕厥史
	7.8　其他
	吸毒史

注:带 * 的项目为建议项目,由筛查机构根据自身医疗保健服务水平提供

二、转诊

妊娠风险筛查为阳性的孕产妇,及时主动转诊到二级及以上医疗机构接受妊娠风险评估。

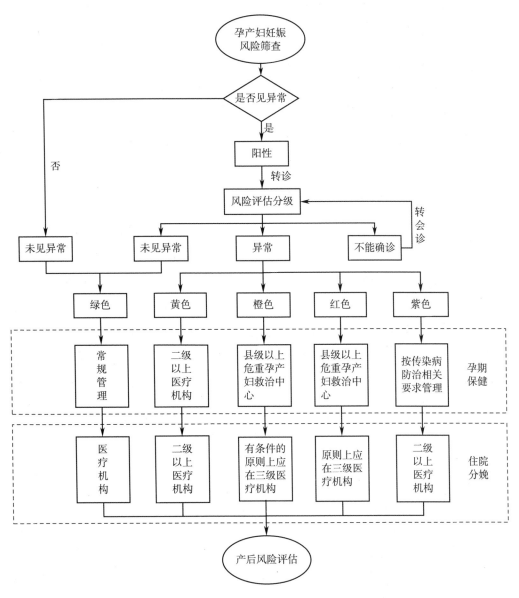

三、专案管理

对孕妇妊娠风险初筛结果阳性者,转诊同时做好专案管理,落实随访。

四、健康教育

以孕产期保健、安全分娩为重点,开展有针对性的健康教育,利用电视、广播、报刊、网站、微信、微博等大众媒体,普及孕育健康知识,提升群众健康素养,使每个孕产妇成为自身

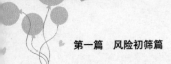

健康第一责任人,积极参与配合医疗保健活动,提升自我保健和风险防范意识。

　　将孕产期风险教育作为孕妇学校重要内容,开展生育风险咨询服务,汇集妇科、产科、生殖、遗传、心理、中医等专业力量开展多学科咨询指导与协作诊疗。

（朱丽萍　张晓华）

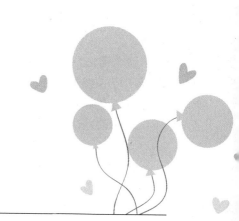

第二篇

风险评估诊治篇

风险筛查异常者需明确疾病诊断,根据孕产妇风险因素或疾病的诊断和严重程度分类,分流到不同的助产医疗机构及早进行针对性的医学指导和治疗。

妊娠风险评估分级原则上应当在开展助产服务的二级及以上医疗机构进行,包括:

1. 风险评估

首诊评估:各级助产医疗机构对筛查阳性的孕妇或产科初诊孕妇均应根据"孕产妇风险预警评估分类表"(表 2-1)进行首次妊娠预警风险评估分类,排除相关疾病或明确疾病诊断。

动态评估:对孕妇进行孕中、晚期产前检查,产褥早期应继续进行妊娠风险预警动态评估,其中分类变化者需注明"升级"或"降级"。

2. 五色标识分类　根据表 2-1 相关情况进行评估分级。

3. 诊治随访　本篇各章分系统进行具体阐述。

表 2-1　孕产妇风险预警评估分类表

评估分级	孕产妇相关情况
绿色	孕妇基本情况良好,未发现妊娠合并症、并发症
黄色	**1. 基本情况** 1.1　年龄≥35 岁或≤18 岁 1.2　BMI>25kg/m^2 或 <18.5kg/m^2 1.3　生殖道畸形 1.4　骨盆狭小 1.5　不良孕产史(各类流产≥3 次、早产、围产儿死亡、出生缺陷、异位妊娠、滋养细胞疾病等) 1.6　瘢痕子宫 1.7　子宫肌瘤或卵巢囊肿≥5cm 1.8　盆腔手术史 1.9　辅助生殖妊娠 **2. 孕产期合并症** 2.1　心脏病(经心内科诊治无需药物治疗、心功能正常) 2.1.1　先天性心脏病(不伴有肺动脉高压的房间隔缺损、室间隔缺损、动脉导管未闭;法洛四联症修补术后无残余心脏结构异常等) 2.1.2　心肌炎后遗症 2.1.3　心律失常 2.1.4　无合并症的轻度的肺动脉狭窄和二尖瓣脱垂 2.2　呼吸系统疾病:经呼吸内科诊治无需药物治疗、肺功能正常 2.3　消化系统疾病:肝炎病毒携带(表面抗原阳性、肝功能正常) 2.4　泌尿系统疾病:肾脏疾病(目前病情稳定肾功能正常) 2.5　内分泌系统疾病:无需药物治疗的糖尿病、甲状腺疾病、垂体泌乳素瘤等 2.6　血液系统疾病 2.6.1　妊娠合并血小板减少[血小板(50~100)×10^9/L]但无出血倾向 2.6.2　妊娠合并贫血(血红蛋白 60~110g/L) 2.7　神经系统疾病:癫痫(单纯性发作和复杂性发作)、重症肌无力(眼肌型)等 2.8　免疫系统疾病:无需药物治疗(如系统性红斑狼疮、IgA 肾病、类风湿关节炎、干燥综合征、未分化结缔组织病等) 2.9　尖锐湿疣、淋病等性传播疾病 2.10　吸毒史

续表

评估分级	孕产妇相关情况
黄色	2.11 其他 **3. 孕产期并发症** 3.1 双胎妊娠 3.2 先兆早产 3.3 胎儿宫内生长受限 3.4 巨大儿 3.5 妊娠期高血压疾病(除外红、橙色) 3.6 妊娠期肝内胆汁淤积症 3.7 胎膜早破 3.8 羊水过少 3.9 羊水过多 3.10 ≥36周胎位不正 3.11 低置胎盘 3.12 妊娠剧吐
橙色	**1. 基本情况** 1.1 年龄≥40岁 1.2 BMI≥28kg/m² **2. 孕产期合并症** 2.1 较严重心血管系统疾病 2.1.1 心功能Ⅱ级,轻度左心功能障碍或者射血分数为40%~50% 2.1.2 需药物治疗的心肌炎后遗症、心律失常等 2.1.3 瓣膜性心脏病(轻度二尖瓣狭窄瓣口>1.5cm²、主动脉瓣狭窄跨瓣压差<50mmHg、无合并症的轻度肺动脉狭窄、二尖瓣脱垂、二叶式主动脉瓣疾病、马方综合征无主动脉扩张) 2.1.4 主动脉疾病(主动脉直径<45mm)、主动脉缩窄矫治术后 2.1.5 经治疗后稳定的心肌病 2.1.6 各种原因的轻度肺动脉高压(<50mmHg) 2.1.7 其他 2.2 呼吸系统疾病 2.2.1 哮喘 2.2.2 脊柱侧弯 2.2.3 胸廓畸形等伴轻度肺功能不全 2.3 消化系统疾病 2.3.1 原因不明的肝功能异常 2.3.2 仅需要药物治疗的肝硬化、肠梗阻、消化道出血等 2.4 泌尿系统疾病:慢性肾脏疾病伴肾功能不全代偿期(肌酐超过正常值上限) 2.5 内分泌系统疾病 2.5.1 需药物治疗的糖尿病、甲状腺疾病、垂体泌乳素瘤 2.5.2 肾性尿崩症(尿量超过4000ml/d)等 2.6 血液系统疾病 2.6.1 血小板减少[血小板(30~50)×10⁹/L] 2.6.2 重度贫血(血红蛋白40~60g/L) 2.6.3 凝血功能障碍无出血倾向

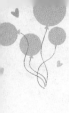

评估分级	孕产妇相关情况
橙色	2.6.4　易栓症(如抗凝血酶缺陷症、蛋白 C 缺陷症、蛋白 S 缺陷症、抗磷脂综合征、肾病综合征等) 2.7　免疫系统疾病:应用小剂量激素(如泼尼松 5~10mg/d)6 个月以上,无临床活动表现(如系统性红斑狼疮、重症 IgA 肾病、类风湿关节炎、干燥综合征、未分化结缔组织病等) 2.8　恶性肿瘤治疗后无转移无复发 2.9　智力障碍 2.10　精神病缓解期 2.11　神经系统疾病:癫痫(失神发作)、重症肌无力(病变波及四肢骨骼肌和延脑部肌肉)等 2.12　其他 **3.　孕产期并发症** 3.1　三胎及以上妊娠 3.2　Rh 血型不合 3.3　瘢痕子宫(距末次子宫手术间隔 <18 个月) 3.4　瘢痕子宫伴中央性前置胎盘或伴有可疑胎盘植入 3.5　各类子宫手术史(如剖宫产、宫角妊娠、子宫肌瘤挖除术等)≥2 次 3.6　双胎、羊水过多伴发心肺功能减退 3.7　重度子痫前期、慢性高血压合并子痫前期 3.8　原因不明的发热 3.9　产后抑郁症、产褥期中暑、产褥感染等
红色	**1.　孕产期合并症** 1.1　严重心血管系统疾病 1.1.1　各种原因引起的肺动脉高压(≥50mmHg),如房间隔缺损、室间隔缺损、动脉导管未闭等 1.1.2　复杂先天性心脏病(法洛四联症、艾森门格综合征等)和未手术的发绀型心脏病(SpO$_2$<90%),Fontan 循环术后 1.1.3　心脏瓣膜病:瓣膜置换术后、中重度二尖瓣狭窄(瓣口 <1.5cm^2)、主动脉瓣狭窄(跨瓣压差≥50mmHg)、马方综合征等 1.1.4　各类心肌病 1.1.5　感染性心内膜炎 1.1.6　急性心肌炎 1.1.7　风心病风湿活动期 1.1.8　妊娠期高血压性心脏病 1.1.9　其他 1.2　呼吸系统疾病:哮喘反复发作、肺纤维化、胸廓或脊柱严重畸形等影响肺功能者 1.3　消化系统疾病:重型肝炎、肝硬化失代偿、严重消化道出血、急性胰腺炎、肠梗阻等影响孕产妇生命的疾病 1.4　泌尿系统疾病:急、慢性肾脏疾病伴高血压、肾功能不全(肌酐超过正常值上限的 1.5 倍) 1.5　内分泌系统疾病 1.5.1　糖尿病并发肾病V级、严重心血管病、增生性视网膜病变或玻璃体积血、周围神经病变等 1.5.2　甲状腺功能亢进并发心脏病、感染、肝功能异常、精神异常等疾病

续表

评估分级	孕产妇相关情况
红色	1.5.3 甲状腺功能减退引起相应系统功能障碍,基础代谢率小于-50% 1.5.4 垂体泌乳素瘤出现视力减退、视野缺损、偏盲等压迫症状 1.5.5 尿崩症:中枢性尿崩症伴有明显的多饮、烦渴、多尿症状,或合并有其他垂体功能异常 1.5.6 嗜铬细胞瘤等 1.6 血液系统疾病 1.6.1 再生障碍性贫血 1.6.2 血小板减少(血小板<30×10⁹/L)或进行性下降或伴有出血倾向 1.6.3 重度贫血(血红蛋白≤40g/L) 1.6.4 白血病 1.6.5 凝血功能障碍伴有出血倾向(如先天性凝血因子缺乏、低纤维蛋白原血症等) 1.6.6 血栓栓塞性疾病(如下肢深静脉血栓、颅内静脉窦血栓等) 1.7 免疫系统疾病活动期,如系统性红斑狼疮、重症IgA肾病、类风湿关节炎、干燥综合征、未分化结缔组织病等 1.8 精神病急性期 1.9 恶性肿瘤 1.9.1 妊娠期间发现的恶性肿瘤 1.9.2 治疗后复发或发生远处转移 1.10 神经系统疾病 1.10.1 脑血管畸形及手术史 1.10.2 癫痫全身发作 1.10.3 重症肌无力(病变发展至延脑肌、肢带肌、躯干肌和呼吸肌) 1.11 吸毒 1.12 其他严重内、外科疾病等 **2. 孕产期并发症** 2.1 三胎及以上妊娠伴发心肺功能减退 2.2 凶险性前置胎盘、胎盘早剥 2.3 红色预警范畴疾病产后尚未稳定
紫色 (孕妇患有 传染性疾病)	所有妊娠合并传染性疾病——如病毒性肝炎、梅毒、HIV感染及艾滋病、结核病、重症感染性肺炎、特殊病毒感染(H1N7、寨卡等)

注:除紫色标识孕产妇可能伴有其他颜色外,如同时存在不同颜色分类,按照较高风险的分级标识

（秦敏 朱丽萍 宋莉）

第一章

妊娠合并呼吸系统疾病

妊娠合并呼吸系统常见疾病包括哮喘、肺纤维化、肺栓塞、胸廓畸形、脊柱侧弯等。

增大的妊娠子宫及需氧量的增加可影响母体呼吸功能,若母体呼吸功能降低,妊娠期和分娩期母体和胎儿的气体交换和利用失衡,影响母儿安危。

风险分级:

(一) 红色

1. 胸廓或脊柱严重畸形影响肺功能、伴有肺动脉高压者。

2. 哮喘急性发作期(重度)。

3. 肺纤维化。

4. 危重病情上报范畴 肺动脉高压、肺栓塞、重症肺炎、哮喘急性发作期(危重级),各种原因引起的大咯血、呼吸衰竭。

(二) 橙色

哮喘、脊柱畸形、胸廓畸形等伴轻度肺功能不全。

(三) 黄色

呼吸系统疾病经呼吸内科诊治无需药物治疗、肺功能正常。

第一节 哮 喘

哮喘是常见的慢性呼吸道疾病之一,是嗜酸性粒细胞、肥大细胞和 T 细胞等多种炎性因子参与的气道非特异性慢性炎症。

哮喘的严重程度是决定孕期预后的重要因素。妊娠期能有效控制哮喘,则母儿预后良好。反之,有一定的母儿死亡率。

遗传和环境因素是主要致病因素。

一、风险分级

(一) 红色

1. 哮喘急性发作期(重度)。

2. 危重病情上报范畴 哮喘急性发作期(危重级)。

(二) 橙色

哮喘伴轻度肺功能不全。

（三）黄色

无需药物治疗、肺功能正常。

二、诊断方法

（一）病史

以往有哮喘发作时,多与接触过敏原、冷空气、病毒性上呼吸道感染、运动等有关。

（二）临床表现

1. 症状反复发作性喘息,伴有气促、胸闷或咳嗽。症状可在数分钟内发作,经数小时至数天用支气管舒张药后缓解或自行缓解,也有少部分不缓解呈持续状态。

2. 体征发作时两肺听诊闻及弥漫性哮鸣音,肺部有过度充气表现(胸廓前后径增大,横膈下降),叩诊过清音,呼吸音减弱。

3. 哮喘分期

（1）急性发作期:症状突然发作或症状加重,根据发作时严重程度分轻、中、重和危重4级。

1）轻度哮喘:步行或上楼时呼吸增快,焦虑,双肺散在哮鸣音,血气和肺通气功能正常。

2）中度哮喘:稍事活动感气短,焦虑,有三凹征,心率快,奇脉,弥漫性哮鸣音。

3）重度哮喘:休息时感气短,不能平卧,端坐呼吸,烦躁,大汗淋漓,心率、呼吸增快,哮鸣音。呼吸性和/或代谢性酸中毒。

4）危重级:嗜睡,意识模糊,哮鸣音弱,脉搏慢、不规则,pH低,严重低氧血症和高二氧化碳血症,酸中毒。

（2）非急性发作期:患者虽无哮喘急性发作,但在相当长时间内仍有不同频度和程度的喘息、咳嗽、胸闷等症状,可伴肺通气功能下降。

（三）辅助检查

1. 血常规过敏性哮喘可有嗜酸性粒细胞增高。

2. 痰液检查可见较多嗜酸性粒细胞。

3. 肺功能检查　妊娠期进行无创肺功能检查,可以了解病情严重程度及治疗效果评估。

4. 动脉血气分析

（1）轻度哮喘发作:PaO_2 和 $PaCO_2$ 正常或轻度下降。

（2）中度哮喘发作:PaO_2 下降,$PaCO_2$ 正常。

（3）重度哮喘发作:PaO_2 明显下降,$PaCO_2$ 升高,出现呼吸性酸中毒和/或代谢性酸中毒。

（4）危重级:pH降低,严重的低氧血症和高二氧化碳血症。

三、治疗原则

（一）呼吸内科、产科联合治疗,共同监护

（二）呼吸内科

妊娠期哮喘治疗目标:控制发作,纠正缺氧,改善肺功能,尽可能避免药物对胎儿的不利影响。治疗重点是强调妊娠期用药控制哮喘的重要性。

1. 轻度哮喘　口服或吸入平喘药,舒张气道平滑肌。如 $β_2$ 受体激动剂喷雾剂。

2. 中度哮喘

（1）及时吸入速效 $β_2$ 受体激动剂喷雾剂以尽快控制症状。

（2）吸氧。

（3）必要时短期加用全身激素。

（4）定期监测生命体征、血气分析。

3. 重度及危重哮喘　哮喘发作后经积极治疗仍无改善,及时给予有创通气,以维持氧分压在 60mmHg 以上,血氧饱和度在 95% 以上,同时实施补液、维持水电解质平衡、纠正酸中毒、给予激素及茶碱类药物。

（三）产科处理

1. 轻度和中度哮喘无产科指征者可经阴道分娩,重度与危重级者应剖宫产。

2. 平时规律使用激素或妊娠期经常使用激素者,分娩时继续使用糖皮质激素。

四、评估与管理

（一）孕前评估

产科与呼吸内科共同评估,哮喘未控制好,应接受以吸入型糖皮质激素为主的规范治疗使哮喘达到临床控制后才可受孕。

（二）孕期管理

1. 避免交叉感染,避免过敏原接触,防治哮喘反复发作。可以继续使用吸入型糖皮质激素。

2. 重视定期三级医院产前检查,了解孕期发作频率、用药频率。发作频繁者,需定期随访肺功能。

（三）产时评估

分娩期与内科共同监控,重度和危重级哮喘者,<26 周应当终止妊娠,>28 周积极治疗后应尽快终止妊娠。阴道分娩者密切观察产程进展,给氧、动脉血气分析,缩短产程、阴道助产。

（四）产后指导

产后继续呼吸内科产科随访。产后持续激素治疗者建议人工喂养。产科随访。

第二节　肺纤维化

特发性肺纤维化是原因不明的慢性间质性肺部疾病中较为常见的代表性疾病。病理表现为普通型间质性肺炎,并呈进行性发展,最终因呼吸衰竭导致死亡。遗传和环境暴露（各类粉尘暴露）是主要致病因素。

一、风险分级

红色:

1. 有肺纤维化病史,有杵状指／趾,有发绀,肺功能有限制性通气障碍。

2. 危重病情上报范畴　孕期出现进行性加重发绀,血气分析异常,呼吸、循环功能障碍。

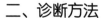

二、诊断方法

（一）病史

询问以往有无进行性呼吸困难,尤其是活动后呼吸困难更为常见。有不同程度的干咳或有少许白色黏液痰。

（二）临床表现

1. 症状　体重减轻、消瘦、无力、食欲减退。

2. 体征　呼吸浅快,吸气时双肺中下部可闻及 velcro 啰音。多可见杵状指/趾。疾病晚期可出现全身发绀,甚至发展为肺源性心脏病。

（三）辅助检查

1. 血液检查　缺乏特异性。

2. 肺功能检查　表现为限制性通气功能障碍,肺活量、肺总量减少,弥散功能降低。

3. 动脉血气分析　表现为低氧血症,常伴有 $PaCO_2$ 降低。

4. 胸部 CT 检查　是诊断肺纤维化的重要依据。

三、治疗原则

对所有肺纤维化药物治疗临床意义有限,无任何一个治疗方案能改变或逆转肺的纤维化性变化。肺移植是目前肺纤维化最有效的治疗方法。

四、评估与管理

肺纤维化没有自然缓解倾向,最常见死亡原因是呼吸衰竭,其他还包括心力衰竭、缺血性心脏病、感染和肺栓塞,故属于不宜妊娠范畴。

第三节　社区获得性肺炎

社区获得性肺炎是指在社区环境中机体受微生物感染而发生肺泡、远端气道和肺间质的感染性炎症。

细菌、真菌、衣原体、支原体、病毒和寄生虫均可引起社区获得性肺炎,其中以细菌最为常见,肺炎链球菌居首位。

妊娠合并肺炎,病情较重,危险性增加,易发生呼吸衰竭,应当特别注意。

一、风险分级

红色:危重病情上报范畴。

1. 重症社区获得性肺炎出现呼吸衰竭。

2. 出现感染性休克。

二、诊断方法

（一）病史

大多呈急性起病。

（二）临床表现

1. 症状　咳嗽、咳痰、胸痛、发热、寒战、乏力、精神不振。

2. 体征

（1）热性病容，重者呼吸急促、发绀，严重者出现呼吸困难。

（2）胸部体征随病变范围、实变程度、累及胸膜与否等情况而异。重症时，心率、呼吸频率增快，闻及湿性啰音，有肺实变的体征。

（三）辅助检查

1. 血常规　细菌性肺炎外周血白细胞升高。

2. 痰液检查　采集方便，是最常用的下呼吸道病原学标本。

3. C-反应蛋白　细菌性感染敏感指标，病毒性肺炎通常较低。抗菌药物治疗有效，C-反应蛋白水平迅速下降，持续高水平或继续升高则提示抗菌治疗失败或出现感染性并发症。

4. 降钙素原　连续监测可以作为评估肺炎严重程度和预测预后的指标，并且可以指导临床抗菌治疗，减少不必要的抗菌药物使用和早期停药。

5. 氧合状态　监测血氧饱和度，血气分析，了解动脉血氧分压和酸碱状态。氧合状态是肺炎严重程度的基本评价参数，也是预后评估的重要参考。

6. 血生化、血清电解质、肝肾功能　评估病情严重程度，选择抗菌药物的基本考虑因素。

7. 胸部 X 线检查　确立是肺炎还是气道感染的基本检查，也是评估病情严重程度的必要资料。

8. 胸部 CT 检查　揭示病变性质，隐匿病变部位和其他伴随改变（胸腔积液、纵隔和肺内淋巴结肿大）很有帮助。

9. B 超检查　探测胸腔积液和贴近胸壁的肺实质病灶，并可指导穿刺抽液和经胸壁穿刺活检。

三、治疗原则

1. 对因治疗

（1）在完成主要检查和常规病原学检测标本后，即应早期（4~8h 内）开始经验性抗感染治疗。

（2）在 48~72h 后对病情再次评价，根据治疗反应和病原学检查结果，确定下一步处理，选择敏感抗菌药物。

凡抗菌治疗无反应的肺炎患者都应努力确立特异性病原学诊断，根据细菌培养结果选择抗菌药物。

2. 加强支持治疗，纠正低蛋白血症，维持水电解质平衡、循环和心肺功能支持等。

3. 产科处理

（1）妊娠期社区获得性肺炎，以内科治疗为主。

（2）发病期间重视母体呼吸循环功能变化。

（3）选择对胎儿影响较小的抗菌药物。

（4）加强宫内胎儿监护，病情稳定后可以继续妊娠。

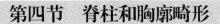

第四节　脊柱和胸廓畸形

妊娠合并脊柱和胸廓畸形虽少见,但严重影响肺和心脏,对妊娠分娩影响极大。

一、风险分级

(一) 红色

胸廓、脊柱畸形严重影响肺功能。

(二) 橙色

胸廓畸形、脊柱畸形轻度影响肺功能。

二、诊断方法

(一) 病史

畸形发生时间、局部及全身症状、心肺功能影响严重程度。

(二) 临床表现

1. 身高矮小、体重减轻。

2. 脊柱外形　显示后凸、前屈、侧弯。发生在胸段或胸腰段呈驼背畸形。

3. 胸廓外形　呈现鸡胸状,胸腹壁距离缩小,重者胸廓与骨盆相抵触。

4. 产科四步触诊　腹部多呈悬垂腹,子宫高度小于孕周,胎位不正、胎儿小,剑突至耻骨联合间距短。

5. 影响心肺功能　表现胸闷、气急、不能平卧,心肺听诊可闻及心脏杂音、奔马律、肺啰音等。

(三) 辅助检查

1. 一般血检查　血、尿常规,肝、肾功能,血沉等。

2. 重点　心功能、心电图、心脏彩超(了解心脏结构、心脏功能);肺功能、血气分析。

3. 必要时　脊柱正侧位片、胸片、骨科的诊断。

(四) 脊柱畸形对妊娠分娩的影响

1. 胸脊柱后凸、胸廓畸形、肋骨变形,胸廓活动受限,深吸气量减少,肺活量明显降低,心脏负担也增大。骨盆不受影响,骨盆径线可能仍在正常范围内。

2. 腰脊柱后凸,为维持身体平衡,骨盆倾斜度减小,影响胎儿下降和入盆。

3. 脊柱侧弯,使脊柱形成"S"形,造成骨盆不对称,偏斜。

原已存在心肺功能障碍者,妊娠后循环系统变化加重心肺功能障碍病理过程,超过呼吸循环系统的代偿能力,发生呼吸循环功能衰竭,可导致死亡。

三、治疗原则

1. 加强产检,监测心肺功能、血气分析。肺活量 <600ml,已出现呼吸、心脏衰竭,心脏明显扩大的孕妇应及时终止妊娠。

2. 加强营养,积极治疗加重心肺负担的疾病如贫血、高血压、呼吸道感染等。

3. 终止妊娠时间

（1）根据孕妇心肺功能。

（2）胎儿有存活条件（34 周左右）。

4. 终止方式

（1）择期剖宫产：术前充分准备，包括呼吸科、麻醉科、新生儿科会诊，家属沟通等。

（2）剖宫产：术后安置重症监护室，继续在呼吸科、产科共同监护，积极防止感染。

四、评估与管理

（一）孕前评估

根据心肺功能及骨骼畸形的严重程度，综合评估能否妊娠。

肺活量 <1000ml，剑突至耻骨联合距离不能满足妊娠至 34 周胎儿生长，已出现心肺功能衰竭不宜妊娠。

（二）孕期评估

1. 发现不宜妊娠的孕早期合并胸廓畸形的孕妇应终止妊娠。

2. 告知孕妇家属，胸廓畸形合并妊娠的风险。

3. 呼吸科、心内科共同协作，监测心肺功能（孕 24~26 周、28~32 周、34 周）、血气分析、电解质及有无感染。如妊娠期肺活量 <600ml，也应提前终止妊娠。

（三）孕期管理

1. 半卧位休息。

2. 防止呼吸道感染。

3. 少食多餐，加强营养。

4. 胎儿监护 胸廓畸形常引起胎儿生长受限、缺氧状态，应做好胎儿宫内监护、胎心监护等。

（四）产后指导

产科与内科共同监护。

拓展阅读

［1］中华医学会呼吸病学分会哮喘学组.支气管哮喘防治指南（2016年版）.中华结核和呼吸杂志,2016,39（9）:675-679.

［2］庄依亮,李笑天.病理产科学.北京:人民卫生出版社,2003.

［3］刘棣临,周郓隆.实用围产医学手册.2版.上海:上海科技教育出版社,1995.

［4］高劲松,杨剑秋,盖铭英.脊柱侧凸妇女妊娠的临床特点及处理.中华妇产科杂志,2002,37:743-744.

（黄亚绢）

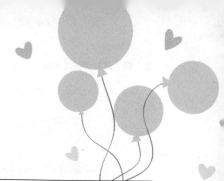

第二章

妊娠合并心脏病

妊娠合并心脏病发生率达 0.2%~4%，包括有心脏病史的妇女妊娠和妊娠期间可能新生的心脏疾病，常见先天性心脏病、瓣膜性心脏病和心肌病等结构异常性心脏病以及非结构异常性心律失常等。后者有妊娠高血压性心脏病和围产期心肌病等。

妊娠和分娩期血流动力学改变会增加心脏负担；贫血、低蛋白血症和感染等不良因素可以导致心功能下降；双胎、羊水过多和妊娠高血压等产科因素可诱发心力衰竭、恶性心律失常、肺动脉高压危象、心源性休克和栓塞等危及母胎生命的严重心脏并发症。

风险分级

（一）红色

1. **红色预警** 机械瓣膜置换术后，中、重度瓣膜狭窄（如二尖瓣狭窄（≤1.5cm²）和主动脉瓣狭窄（跨瓣压差≥50mmHg））；复杂先天性心脏病和未手术的发绀型心脏病；马方综合征；主动脉疾病（主动脉直径≥45mm）；严重心律失常；陈旧性心肌梗死；急性冠脉综合征；心脏肿瘤，心脏血栓；梗阻性肥厚型心肌病；各种原因的中、重度肺动脉高压（≥50mmHg）；轻、中度左心功能不全[左室射血分数（left ventricular ejection fractions，LVEF）为 30%~50%]。

2. **危重病情上报范畴** 严重心脏疾病伴心功能 Ⅲ~Ⅳ 级；严重左心室收缩功能不全[射血分数（ejection fractions，EF）<30%]；急性心肌梗死；急性感染性心内膜炎；急性新发心脏血栓；主动脉夹层；严重血流动力学不稳定的心脏病等。

（二）橙色

轻度二尖瓣狭窄（>1.5cm²）和主动脉瓣狭窄；三尖瓣下移畸形（Ebstein 综合征）；二叶式主动脉瓣疾病；轻度主动脉疾病（主动脉直径 <45mm）；主动脉缩窄矫治术后；非梗阻性肥厚性心肌病；各种原因的轻度肺高压（<50mmHg）；多源、频发的室上性和室性期前收缩；Ⅱ~Ⅲ度房室传导阻滞等；心功能 Ⅱ~Ⅲ 级。

（三）黄色

已手术修补或者未手术的不伴有肺动脉高压的房间隔缺损、室间隔缺损、动脉导管未闭；肺静脉畸形引流；法洛四联症修补术后且无残余心脏结构异常；无合并症的轻度肺动脉狭窄和二尖瓣脱垂；瓣膜关闭不全；肺静脉异位引流；单源、偶发的室上性或室性期前收缩等大多数心律失常；心功能 Ⅰ~Ⅱ 级。

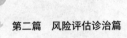

第一节　先天性心脏病

出生时即存在心脏和大血管结构异常的心脏病,包括无分流型[主/肺动脉口狭窄、马方综合征、三尖瓣下移畸形(Ebstein 综合征等)、左向右分流型(房间隔缺损、室间隔缺损、动脉导管未闭等]和右向左分流型(法洛四联症、艾森门格综合征等)。轻者无任何症状,甚至终身漏诊,重者可有低氧或者心功能下降导致的母胎临床表现,通过超声心动图明确诊断。

一、风险分级

(一)红色

1. 复杂先天性心脏病和未手术的发绀型心脏病;马方综合征;主动脉疾病(主动脉直径≥45mm);中重度肺动脉高压(≥50mmHg)。

2. 危重病情上报范畴　心功能Ⅲ~Ⅳ级,严重血流动力学不稳定者。

(二)橙色

非发绀型先天性心脏病伴轻度肺动脉高压(<50mmHg);心功能Ⅱ~Ⅲ级。

(三)黄色

已手术修补或者未手术的不伴有肺动脉高压的房间隔缺损、室间隔缺损、动脉导管未闭;肺静脉畸形引流;法洛四联症修补术后且无残余心脏结构异常。上述疾病伴心功能Ⅰ~Ⅱ级。

二、诊断方法

(一)病史

部分患者自幼已知有心脏病史,甚至已有心脏手术史。部分轻度患者因平时活动如常而漏诊先天性心脏病。

(二)临床表现

1. 症状　病情轻者无症状,重者易疲劳、活动后乏力,严重心功能下降时不能平卧、心悸、胸闷、呼吸困难、咳嗽、胸痛、咯血、水肿等。

2. 体征　部分可以没有阳性体征;口唇发绀、杵状指/趾;部分可有收缩期杂音;心力衰竭时心率加快,第三心音、双肺呼吸音减弱,可闻及干湿啰音,肝颈静脉逆流征阳性,肝大,下肢水肿等。

(三)辅助检查

酌情选择下列检查:

1. 超声心动图　明确心脏结构异常和心脏功能。

2. 心电图和 24h 动态心电图　明确心脏电生理变化。

3. 胸部 X 线　心力衰竭时可以帮助诊断并与肺部感染相鉴别。注意用铅裙保护胎儿。

4. 血液检查　心肌酶学(CK、CK-MB)和心肌肌钙蛋白(cTns)、脑钠肽(brain natriuretic peptide,BNP)/BNP 前体(proBNP)/氨基酸末端-BNP 前体(NT-proBNP)、血常规、血气分析、电解质、肝肾功能、凝血功能、D-二聚体等。

三、治疗原则

（一）原发病的治疗

在心脏科医师或者产科心脏病监护中心医生的指导下处理。孕期较少做心脏矫正手术。

（二）评估和监测

评估各项检测指标，定期监测心功能（复查心电图、心脏超声、血常规和 BNP 等）及时发现疾病的变化。孕晚期、分娩期和产褥期（尤其是产后一周）是心脏负荷加重的关键期，尤其要关注心功能的变化。

（三）关注胎儿的生长发育

发绀型心脏病，低氧血症时及时发现胎儿生长迟缓，并给予积极治疗。

（四）孕晚期加强胎心监护、脐血流测定、羊水量等监测

（五）分娩时机和方式

有极高的孕产妇死亡率和严重母胎并发症，属妊娠禁忌证，要充分告知风险，劝其终止妊娠。

1. 终止妊娠时机

（1）经产科和心脏科专家评估，可以妊娠者，应当在孕期、分娩期和产褥期严密监护母儿情况，确定分娩时机，胎儿有存活可能及早终止妊娠。

（2）红色预警疾病明显增加孕妇死亡率、增加母胎重度并发症，建议终止妊娠。要求继续妊娠者，要充分告知妊娠风险，需要多科联合管理。如出现严重心脏并发症或心功能下降则提前终止妊娠。

即使心功能Ⅰ级，也应当在妊娠 32~34 周终止妊娠，严重者经过临床多学科评估需要在孕 32 周前终止妊娠。

（3）橙色预警且心功能Ⅰ级者可以妊娠至 34~35 周终止妊娠，具备良好的监护条件及急救完备的三级医院可妊娠至 37 周终止。

（4）黄色风险且心功能Ⅰ级者可以妊娠至足月，如果出现严重心脏并发症或心功能下降则提前终止妊娠。

2. 终止妊娠方法 心脏疾病黄色风险且心功能Ⅰ级者通常可耐受经阴道分娩。建议橙色以上风险心脏疾病者应放宽剖宫产指征。

（六）围分娩期管理

1. 阴道分娩产程中需要心电监护，避免产程过长，可以使用分娩镇痛，尽量缩短第二产程，预防产后出血，结构异常性心脏病围分娩期预防性使用抗生素。

2. 剖宫产

（1）根据疾病严重程度完善血常规、凝血功能、D-二聚体、血气分析、电解质、BNP（或 proBNP）、心电图和心脏超声等检查。

（2）麻醉科会诊，选择合适的麻醉方法；严重和复杂心脏病术中和术后加强心电监护、中心静脉压和氧饱和度（SpO_2 或 SaO_2）监测、动脉血气监测、尿量监测。调控每日液体入量和静脉输液速度。

（3）可以使用缩宫素预防产后出血或者使用其他宫缩剂治疗产后出血，但要防止血压过度波动。

（4）围手术期可给予抗生素预防感染。

（5）严重心脏病产妇建议人工喂养。

（6）终止妊娠后要注重避孕指导，避免再次非意愿妊娠。

四、评估与管理

（一）孕前评估

孕前产科和心脏科医生联合评估，对复杂或者发绀型心脏病患者要明确告知不宜妊娠；先天性心脏病最好先行矫正手术。对可以妊娠的心脏病患者也要充分告知孕期加重心脏负担和诱发心力衰竭等妊娠风险。

（二）孕期管理

孕早期告知妊娠风险和可能发生的严重并发症，指导患者去对应级别的医院再次评估。孕中、晚期应根据心脏病颜色风险分级、心功能状态、医院医疗技术水平和条件、患者及家属意愿和对疾病风险的了解及承受程度等综合判断和分级管理。继续妊娠者定期评估心功能。

1. 红色风险者劝其尽早终止妊娠。

2. 黄色风险且心功能Ⅰ级者，常规产检，频率同正常妊娠者。

3. 妊娠风险级别增加者，缩短产前检查间隔时间和增加次数。除常规产科项目外，还应注重心功能的评估：询问自觉症状，有无胸闷、气促、乏力、咳嗽等不适；加强心肺听诊，注意有无水肿。根据疾病性质，定期复查血红蛋白、心肌酶学、肌钙蛋白、BNP（或 proBNP）、心电图（或动态心电图）、心脏超声、血气分析、电解质等。

4. 产科和心脏内科或者心脏外科医生共同评估心脏疾病严重性以及心功能。

5. 胎儿监测　胎儿生长发育以及并发症的发生与母体心脏病的种类、缺氧严重程度、心功能状况、妊娠期抗凝治疗和是否出现严重心脏并发症等密切相关。

（1）常见胎儿并发症：流产、早产、胎儿生长受限、低出生体重儿、新生儿窒息和新生儿死亡等。要监测胎儿生长发育，及时发现胎儿生长受限，积极治疗。

（2）孕 28 周后增加胎儿脐血流、羊水量和无应激试验（none-stress test，NST）等胎儿宫内安全度的监测。测量胎儿颈后透明带厚度，进行胎儿心脏超声和胎儿染色体检查。

（三）产后指导

严重心脏病患者不宜母乳喂养。指导避孕。建议新生儿先天性心脏病筛查。指导心脏病产妇及时心外科诊治。

第二节　瓣膜性心脏病

各种原因导致的心脏瓣膜形态异常和功能障碍统称为瓣膜性心脏病，包括二尖瓣、三尖瓣、主动脉瓣和肺动脉瓣病变，累及多个瓣膜者称为联合瓣膜病。最常见的原因是风湿性心脏病，也有的是先天性瓣膜异常。

一、风险分级

（一）红色

1. 机械瓣膜置换术后，中、重度二尖瓣狭窄（<1.5cm^2）和主动脉瓣狭窄（跨瓣压差≥

50mmHg 或者瓣口 1.0~0.75cm^2);瓣膜疾病伴中、重度肺高压(≥50mmHg)。

2. 瓣膜异常伴急性感染性心内膜炎,急性新发生心脏血栓;心功能Ⅲ~Ⅳ级;严重血流动力学不稳定者,按照危重及时上报。

(二)橙色

轻度瓣膜狭窄,二尖瓣狭窄(1.5cm^2),主动脉瓣狭窄(>1.0cm^2);主动脉缩窄矫治术后;二叶式主动脉瓣疾病;主动脉疾病(主动脉直径<45mm);瓣膜疾病伴轻度肺高压(<50mmHg);心功能Ⅱ~Ⅲ级。

(三)黄色

无合并症的轻度肺动脉狭窄,二尖瓣脱垂,瓣膜关闭不全。

二、诊断方法

(一)病史

因胸闷气急,活动力下降已明确瓣膜疾病诊断,有瓣膜手术史,如瓣膜球囊扩张术或者换瓣术。部分轻度患者因平时活动自如而漏诊。

(二)临床表现

1. 症状　大部分心功能Ⅰ级者无症状,重者有易疲劳、活动后乏力、严重心功能下降时不能平卧、心悸、胸闷、呼吸困难、咳嗽、胸痛、咯血、水肿等。

2. 体征　有收缩期和/或舒张期杂音;心力衰竭(简称心衰)时心率加快,第三心音、两肺呼吸音减弱,可闻及干湿啰音,肝颈静脉逆流征阳性,肝大,下肢水肿等。

(三)辅助检查

酌情选择下列检查:

1. 超声心动图　明确心脏结构异常和心脏功能。

2. 心电图和24h动态心电图　明确心脏电生理变化。

3. 胸部X线　心衰时可以帮助诊断和肺部感染的鉴别诊断。注意使用铅裙保护胎儿。

4. 血液检查　心肌酶学(CK、CK-MB)和心肌肌钙蛋白(cTns)、脑钠肽(BNP)/BNP前体(proBNP)/氨基酸末端-BNP前体(NT-proBNP)、血常规、血气分析、电解质、肝肾功能、凝血功能、D-二聚体等。

三、治疗原则

(一)原发病的治疗

如果发生急性心衰,药物抗心衰治疗无效,可以急诊心脏瓣膜手术。

(二)孕期检测

定期复查心电图、心脏超声和BNP等。孕晚期、分娩期和产褥期(尤其是产后一周)是心脏负荷加重的关键期,重点关注心功能的变化。孕晚期加强胎心监护。预防心内膜炎感染。

(三)分娩时机和方式。

终止妊娠时机以及围分娩期处理,参考先天性心脏病章节,按风险分级决定终止妊娠时机。

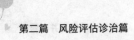
（四）抗凝治疗

华法林对胚胎的致畸作用与剂量相关,低分子肝素对胎儿影响较小,但是预防母体发生瓣膜血栓的作用较弱。

1. 建议孕 12 周内,原来使用华法林者减少华法林剂量或者停用华法林,选择低分子肝素为主。

2. 孕中~晚期建议华法林剂量 <5mg/d,调整国际标准化比率（international normalized ratio,INR）至 1.5~2.0。

3. 终止妊娠前 3~5d 应停用口服抗凝药,更改为低分子肝素或普通肝素,调整 INR 至 1.0 左右时剖宫产手术,分娩前停低分子肝素 12~24h 或以上。

4. 产后 24h 若子宫收缩好、阴道出血不多,可恢复抗凝治疗。

四、评估与管理

（一）孕前评估

孕前产科和心脏科医生联合评估,对严重瓣膜狭窄和血栓患者要明确告知不宜妊娠;有手术机会的心脏病尽量孕前做瓣膜球囊扩张术和换瓣术。对可以妊娠的心脏病患者也要充分告知孕期有诱发心衰等妊娠风险。

（二）孕期管理

母胎保健内容参考先天性心脏病章节。特别要强调对于瓣膜换瓣者要在不同的孕期及时调整抗凝药物,既要保护胎儿减少流产和致畸风险,更要防止心脏瓣膜血栓的产生。

（三）产后指导

严重心脏病患者不宜哺乳,需要回奶。要注意避孕。心脏科随访。

第三节 心 律 失 常

心脏电生理异常。无心血管结构异常的心律失常为功能性心脏病,包括快速型和缓慢型心律失常。以心电和传导异常、起搏点异常为主要病理基础,根据临床表现、心电图或 24h 动态心电图检查、超声心动图排除结构异常等可以诊断。严重心脏病伴发新的心律失常,则疾病加重。

一、风险分级

（一）红色

严重心律失常,如心房扑动,心房颤动,恶性室性期前收缩,频发的阵发性室上性心动过速,扭转性室性心动过速,心室扑动,心室颤动,严重窦性心动过缓,Ⅲ度房室传导阻滞等。

（二）橙色

多源、频发的室上性或室性期前收缩,Ⅱ度房室传导阻滞等。

（三）黄色

单源、偶发的室上性或室性期前收缩,窦性心动过缓、病态窦房结综合征、Ⅰ度房室传导阻滞等。

二、诊断方法

(一) 病史

体检发现心律失常。少数患者曾有急性心肌炎史。

(二) 临床表现

1. 症状 病情轻者可无症状,重者有心慌、心悸、胸闷等表现。

2. 体征 异常心律／率,偶发期前收缩者简单听诊可能漏诊。

(三) 辅助检查

心电图可以发现异常心率和心律,24h 动态心电图可以全面诊断心律失常。超声心动图可以排除心脏结构异常。

三、治疗原则

1. 原发病的治疗 如急性心肌炎治疗。

2. 孕期检测 定期复查心电图、超声心动图和 BNP 等,孕晚期、分娩期和产褥期(尤其是产后一周)是心脏负荷加重的关键期,应关注心功能的变化。孕晚期加强胎心监护。

3. 大部分功能性心律失常孕期无需用抗心律失常药物。当有心悸、胸闷等或严重心律失常,权衡母亲和胎儿利弊应用抗心律失常药物。

4. 分娩时机和方式 终止妊娠时机以及围分娩期处理,参考先天性心脏病章节,按颜色分类决定终止妊娠时机。

四、评估与管理

(一) 孕前评估

孕前经产科和心脏科医生联合评估,对严重心律失常者先行射频消融和安装起搏器治疗再怀孕。对可以妊娠的心脏病患者应当充分告知孕期加重心脏负担和诱发心衰等妊娠风险。

(二) 孕期管理

母胎监测等参考先天性心脏病章节。

(三) 产后指导

除需要长期服用抗心律失常药物者外,通常可以哺乳。心内科随访。

第四节 围产期心肌病

围产期心肌病指既往无心脏病史,于妊娠晚期至产后 6 个月内首次发生、以累及心肌为主的一种扩张型心肌病,以心功能下降、心脏扩大为主要特征,常伴有心律失常和附壁血栓形成。通过发病时间、病变特征及辅助检查确立诊断。

一、风险分级

(一) 红色

中度左心功能不全(LVEF 30%~40%)。当重度左心功能不全(LVEF≤30%)时需上报。

（二）橙色

单源、偶发的室上性或室性期前收缩,心动过速,伴轻度左心功能障碍或者 LVEF 40%~50%。

二、诊断方法

（一）病史

既往无心脏病史。

（二）临床表现

1. 症状　孕晚期有心悸、胸闷、乏力、心慌等。

2. 体征　异常心律（率）,心率加快,部分患者可闻及收缩期杂音。

（三）辅助检查

1. 心电图可以发现异常心率和心律,24h 动态心电图能够全面诊断心律失常。

2. 超声心动图　排除心脏结构异常、心脏扩大,收缩功能减退,心脏射血分数下降。

3. 血液学检查　心肌酶学、肌钙蛋白、脑钠肽等。

三、治疗原则

营养心肌,加强心肌收缩。促胎肺成熟,及时终止妊娠。

四、评估与管理

（一）孕期保健

孕期要重视患者的心悸乏力等主诉,及时心脏超声明确诊断。母体胎儿监测等参考先天性心脏病章节。

（二）产后指导

心肌功能恢复较缓慢,产后要休息防疲劳。

拓展阅读

［1］中华医学会妇产科分会产科学组.妊娠合并心脏病的诊治专家共识（2016）.中华妇产科杂志,2016,51（6）:401-409.

［2］European Society of Gynecology（ESG）,Association for European Paediatric Cardiology（AEPC）,German Society for Gender Medicine（DGesGM）,et al. ESC guidelines on the management of cardiovascular diseases during pregnancy:the task force on the management of cardiovascular diseases during pregnancy of the European Society of Cardiology（ESC）. Eur Heart J,2011,32（24）:3147-3197.

［3］Shamshirsaz A A,Salmanian B,Ravangard S F,et al. Nuchal translucency and cardiac abnormalities in euploid singleton pregnancies. J Matern Fetal Neonatal Med,2014,27（5）:495-499.

（林建华）

第三章

妊娠合并消化系统疾病

妊娠合并消化系统疾病,主要包括肝硬化、消化道出血、急性胰腺炎、妊娠期急性脂肪肝、肠梗阻等疾病。

风险分级:

(一)红色

1. 急性胰腺炎。
2. 反复发作消化道出血。
3. 绞窄性肠梗阻。
4. 肝硬化失代偿期。
5. 危重病情上报范畴 重症胰腺炎、急性消化道出血伴休克、肝衰竭、妊娠期急性脂肪肝。

(二)橙色

1. 原因不明的肝功能异常(肝脏酶谱 >2 倍正常值)。
2. 乙型肝炎并肝功能异常。
3. 肝硬化代偿期。
4. 单纯性肠梗阻。
5. 消化道出血等。

(三)黄色

1. 原因不明轻度肝功能异常(仅肝脏酶谱 <2 倍正常值以下)。
2. 乙肝病毒表面抗原阳性且肝功能正常。

第一节 肝 硬 化

妊娠合并肝硬化指由一种或多种原因引起的、以肝组织弥漫性纤维化、假小叶和再生结节为组织学特征的进行性慢性肝病。临床上以门静脉高压和肝功能减退为特征,常并发上消化道出血、肝性脑病、继发感染而死亡,是严重和不可逆的肝脏疾病。临床上将肝硬化分为肝功能代偿期和失代偿期。

一、风险分级

(一)红色

肝硬化失代偿期。

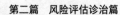

（二）橙色

肝硬化代偿期。

二、诊断方法

（一）病史

询问既往有无病毒性肝炎病史，饮酒，服用药物，寄生虫成虫感染，自身免疫性疾病，营养不良等。

（二）临床表现

1. 症状

（1）代偿期：大部分无症状或症状较轻，可有腹部不适、乏力、食欲减退、消化不良和腹泻症状，多呈间歇性，常于劳累、精神紧张或伴随其他疾病出现，休息及助消化药物治疗可缓解。

（2）失代偿期：临床症状明显，食欲减退，恶心，厌食，荤食后易腹泻；营养不良；黄疸；鼻腔、牙龈出血及皮肤黏膜瘀点、瘀斑和消化道出血；肝掌、蜘蛛痣；皮肤色素沉着、面色黑黄、晦暗无光的肝性面容。

2. 体征　腹水、脾大、腹壁静脉曲张及食管胃底静脉曲张等。

（三）辅助检查

1. 实验室检查　血清白蛋白降低，丙氨酸氨基转移酶（ALT）和天冬氨酸氨基转移酶（AST）升高，胆红素升高，凝血功能异常等。血小板降低是门静脉高压较早出现的信号。

2. 影像学检查　少量腹水、脾大、肝脏形态的变化均可采用超声，必要时酌情行 CT、MRI 证实。孕期酌情使用胃镜检查，有助于鉴别肝硬化上消化道出血的病因。

三、治疗原则

内科、产科联合治疗，共同监护。

（一）保护和改善肝功能

慎用损伤肝脏的药物，维护肠内营养保护肝细胞。

（二）缓解门脉高压症状及并发症的治疗

1. 控制腹水　限制钠、水的摄入，利尿，经颈静脉肝内门腔分流，放腹水，输白蛋白，治疗自发性腹膜炎，保持大便通畅，维护肠道菌群。

2. 治疗与预防食管胃底静脉曲张破裂出血　应用质子泵抑制剂减少胃酸对曲张静脉壁的损伤，非选择性的 β 受体拮抗剂如普萘洛尔收缩内脏血管，减少内脏高动力循环；内镜结扎。

3. 治疗预防其他并发症　胆石症、感染、门静脉血栓形成、肝肾综合征、肝肺综合征等。

4. 手术治疗门脉高压的各种分流、断流及限流术等。

四、评估与管理

（一）孕前评估

1. 产科和消化内科医生联合评估，决定能否妊娠。

2. 详细询问孕前基础疾病史，目前恢复状况等。

（二）孕期管理

1. 在产科和消化内科医生共同监护下定期产检,动态评估疾病情况。监护胎儿宫内情况。病情一旦恶化,多科联合治疗。

2. 需要在三级综合性医院或危重抢救中心检查、监护、治疗。

（三）终止妊娠时机

1. 肝功能代偿期的孕妇,根据肝功能的情况给予对胎儿影响小的保肝药和促进肝细胞再生的药物。严密监测孕妇肝功及相关指标和胎儿宫内情况监护,病情一旦恶化尽早终止妊娠。

2. 肝硬化肝功能失代偿孕妇则尽早终止妊娠。

（四）产后指导

继续由消化内科和产科医生共同监护、治疗、随访。

第二节 急性胰腺炎

急性胰腺炎是多种病因导致的胰腺组织自身消化所致的胰腺水肿、出血及坏死的炎性损伤。可发生在妊娠的任何时期,以妊娠中晚期多见,母婴死亡率高。临床上以急性上腹痛及血淀粉酶或脂肪酶升高为特点。

一、风险分级

红色:危重病情为上报范畴。

二、诊断方法

（一）病史

询问以往有无胆石症及胆道感染、饮酒、胰管阻塞、高甘油三酯血症等。

（二）临床表现

1. **症状** 起病急骤,位于中、上腹部,可向腰背部放射,常在饱餐后12~48h发病。轻者腹部钝痛,重者刀割样痛、绞痛或钻心痛,呈持续性,可有阵发性加剧。多伴有恶心、呕吐、腹胀,呕吐后腹痛不缓解。可出现发热、黄疸,部分病人出现抽搐,重症胰腺炎出现休克。

2. **体征** 常有中上腹部压痛及反跳痛,移动性浊音阳性,肠鸣音少而弱,甚至消失,妊娠中晚期体征不典型(子宫增大掩盖)。

（三）辅助检查

1. 实验室检查 血清淀粉酶和/或血清脂肪酶超过正常值3倍。

2. 影像检查 B型超声是急性胰腺炎最初的检查手段。CT检查为诊断急性胰腺炎的"金标准"。当疾病诊断不清、病情危重时应及早行CT检查明确诊断。

三、治疗原则

（一）消化内科、产科联合治疗,共同监护

寻找并去除病因,控制炎症。监护症状、体征、实验室检测、影像学变化,动态评估病情

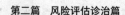

程度。

（二）器官功能的恢复

1. 液体复苏,纠正组织缺氧,维持血容量及水电解质平衡。

2. 减少胰液分泌　禁食,抑制胃酸,应用生长抑素,预防胰腺局部并发症。

3. 维持呼吸功能,维护肠道功能。

4. 必要时连续性的血液净化。

5. 一般处理　营养支持、镇痛、预防和抗感染。

6. 若病因是胆总管结石、胆囊结石、胰管先天性狭窄、胆道结石等,必要时急诊内镜、腹腔镜或手术去除病因。

四、评估与管理

（一）孕前评估

1. 详细询问孕前胆石症和胆道感染及高血脂等病史及目前的状况,并积极治疗。

2. 消化内科、外科、产科联合评估,决定能否妊娠,并告知妊娠后可能的不良预后。

（二）孕期管理

1. 在消化内科、产科医师共同监护下定期产检,动态评估疾病情况。一旦疾病发作,多科联合诊治。监测胎儿宫内发育情况。

2. 需要在三级综合性医院或危重抢救中心检查治疗。

3. 寻找并去除病因,控制炎症。

4. 胎龄小,适当延长胎龄。

（三）终止妊娠时机

以挽救母亲生命为重,放宽剖宫产指征。治疗不佳,而胎儿娩出可存活时应及时终止妊娠。

（四）产后指导

继续由消化内科和产科医生共同监护、治疗、随访。

第三节　妊娠期急性脂肪肝

妊娠期急性脂肪肝是妊娠期肝脏严重的急性脂肪变性所致。多见于妊娠晚期,以凝血功能障碍、肝功能衰竭及明显的脂肪浸润为特征。起病急骤,病情重,母儿死亡率高,是严重的产科并发症。

一、风险分级

红色:妊娠期急性脂肪肝属于危重病情上报范畴。

二、诊断方法

（一）病史

询问有无病毒性肝炎、子痫前期和妊娠期肝内胆汁淤积症。

（二）临床表现

1. 症状　多发生于孕 35~36 周左右，常伴有上腹部疼痛、恶心、呕吐等消化道症状，随着病情发展出现肾衰、凝血功能障碍、肝衰、出血倾向、低血糖、肝性脑病等。

2. 体征　皮肤、黏膜黄染，伴全身出血倾向时皮肤可见瘀点、瘀斑，肝脏小而不可触及，叩诊浊音界缩小。

（三）辅助检查

1. 实验室检查　白细胞显著升高、血小板减少；低纤维蛋白原血症、凝血酶原时间延长、抗凝血酶Ⅲ减少；转氨酶中度升高，血清碱性磷酸酶及胆红素明显增高，出现"胆酶分离"，低蛋白血症；尿酸、肌酐、尿素氮增高；低血糖；低胆固醇血症、甘油三酯降低。

2. 基因检测　胎儿或新生儿行长链 3-羟酰基辅酶 A 脱氢酶（LCHAD）突变检测可有阳性发现。

3. 影像学检查　B 型超声检查弥漫性肝实质回声增强，呈现"亮肝"。CT 检查见肝脏大片密度降低区，CT 值低于 40HU 提示脂肪变性。

4. 病理学检查　肝穿刺活检（侵入性操作，孕期酌情使用），镜下见肝细胞小泡样脂肪变性，微小的胞质空泡或弥漫性细胞质气球样变。

三、治疗原则

1. 消化内科、产科、新生儿科联合治疗，共同监护。

2. 一般处理　早期给予低脂低蛋白，高碳水化合物饮食，晚期不能进食时给予肠内、肠外营养，保障营养供应。

3. 对症治疗　补充凝血因子、血小板，纠正凝血功能；检测血糖，静脉滴注葡萄糖防止低血糖；出现子痫前期症状时，解痉降压。

四、评估与管理

（一）孕前评估

1. 询问是否有肥胖、2 型糖尿病、高脂血症、营养不良等病史，积极治疗原发疾病，并给予营养、饮食指导。

2. 内科医师、产科医师联合评估，决定能否妊娠。

（二）孕期管理

动态评估母体病情变化，一旦发病，多科联合诊治。监测胎儿宫内情况。需要在三级综合性医院或危重抢救中心检查治疗。

（三）终止妊娠时机

1. 一旦确诊，迅速终止妊娠，短时间内不能经阴道分娩者，选择剖宫产，术前应纠正凝血功能障碍并做好预防产后出血措施。警惕低血糖、肝衰竭等发生，明确 LCHAD 缺陷者，推荐长链脂肪酸饮食。

2. 密切监测新生儿。

（四）产后指导

内科、产科、新生儿科共同监护及管理。

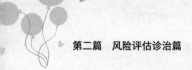

第四节　肠　梗　阻

妊娠期急性肠梗阻以肠粘连和肠扭转多见,其次为肠套叠,个别为恶性肿瘤所致。妊娠期急性肠梗阻母儿均有很大的危险性,关键是及早诊断、及时手术。

一、风险分级

(一)红色

绞窄性肠梗阻。

(二)橙色

单纯性肠梗阻。

二、诊断方法

(一)病史

详细询问是否有盆、腹腔手术史,肠肿瘤等。

(二)临床表现

1. 症状　阵发性腹部绞痛伴有恶心、呕吐、腹胀、停止排气或排便。

2. 体征　腹部可见肠型、肠蠕动波,叩诊鼓音,肠鸣音亢进等。妊娠晚期,增大的子宫影响,常使肠梗阻体征不明显。

(三)辅助检查

超声,必要时行腹部 X 线及 CT 检查协助诊断。

三、治疗原则

(一)外科、产科联合治疗,共同监护

(二)外科治疗

1. 非绞窄性肠梗阻可在严密观察下行非手术治疗,禁食并行胃肠减压,纠正水电解质紊乱及酸碱平衡,抗生素预防感染,48h 仍不缓解,应尽快手术。

2. 绞窄性肠梗阻无论发生在妊娠的任何时期均应尽早手术。

四、评估与管理

(一)孕前评估

1. 详细询问孕前基础疾病史,了解目前的健康状况。

2. 外科、产科联合评估,决定能否妊娠。

(二)孕期管理

1. 在外科、产科共同监护下,定期产检,动态评估疾病的情况。

2. 孕期一旦发生肠梗阻,多学科联合救治。

3. 监护胎儿宫内情况。

(三)终止妊娠时机

1. 梗阻发生妊娠早期,经非手术缓解者可继续妊娠。需要手术者,先行人工流产术,再

行肠梗阻矫治术。

2. 梗阻发生在妊娠中期,无产科指征不必终止妊娠,术后给予药物保胎。

3. 梗阻发生在妊娠晚期,先行剖宫产再行肠梗阻矫治术。

(四)产后指导

继续由外科、产科共同监护、治疗及随访。

第五节　消化道出血

妊娠合并消化道出血指发生在孕期至产后 6 周内,由各种原因导致的消化道的出血。轻者可无症状,临床表现多为呕血、黑粪或血便等,伴有贫血及血容量减少,甚至出现休克症状,严重者危及生命。

一、风险分级

(一)红色

1. 反复发作消化道出血。

2. 危重病情上报范畴　急性消化道出血伴休克。

(二)橙色

消化道出血。

二、诊断方法

(一)临床表现

1. 病史　询问既往有无消化道出血史,有无食管、胃、肠道、胆道胰腺、血液病疾病史。

2. 症状　呕血、柏油样便、血便或暗红色大便;出血量 >400ml 表现为头晕、心慌、乏力等;短时间内出血量 >1000ml 可出现贫血、发热,严重者可发生休克。

3. 体征　急性大量失血时导致周围循环衰竭,突然起立时晕厥、四肢湿冷、心率加快、血压偏低等。

(二)辅助检查

1. 内镜胃镜和肠镜是诊断上、下消化道出血的病因、部位和出血情况的首选方法。胶囊内镜是目前小肠出血的一线检查方法。

2. 实验室检查　呕吐物或粪隐血实验呈强阳性,血红蛋白、红细胞及血细胞比容下降。

3. 影像学检查　超声、CT 及 MRI 对诊断胆道出血有重要意义。

三、治疗原则

(一)消化内科、外科、产科联合治疗,共同监护

(二)内科治疗

1. 卧位,保持呼吸道通畅,避免呕血时吸入导致窒息。

2. 监测生命体征,血常规、凝血功能、血细胞比容与尿素氮,密切观察病情的变化。

3. 补充血容量,维持组织灌注。

4. 药物止血

（1）生长抑素及奥曲肽是治疗食管胃底静脉曲张的最常用药物。

（2）质子泵抑制剂抑制胃酸,治疗消化性溃疡出血。

（3）糖皮质激素治疗炎症和免疫性的中、下消化道出血,如重型溃疡性结肠炎、克罗恩病等。

（4）内镜止血:急诊内镜注射药物、电凝及使用止血夹止血治疗食管胃底静脉曲张、消化性溃疡出血。

（5）气囊压迫止血。

（6）介入治疗:内镜治疗不成功,通过血管介入栓塞胃、十二指肠动脉。

（三）外科治疗

药物、内镜及介入治疗不能止血危及患者生命时,及早行外科手术治疗。

（四）产科治疗

胎龄小,以挽救母亲生命为重,适当延长胎龄。

四、评估与管理

（一）孕前评估

1. 详细询问孕前消化道出血病史及相关疾病,目前恢复状况。

2. 消化内科医生和产科医生联合评估,决定是否可以妊娠。

（二）孕期管理

1. 在消化内科、产科共同监护下定期产检,动态评估疾病的情况。

2. 孕期产检期间一旦出现消化道大出血,多科联合抢救。

3. 需要在三级综合医院或危重抢救中心检查治疗。

4. 监测胎儿宫内情况。

（三）产后指导

继续由消化内科、外科、产科共同监护、治疗及随访。

第六节　代谢性疾病

妊娠合并代谢性疾病指在妊娠期和产后 6 周内,由于各种原因引起的营养物质进入机体后在体内合成和分解过程中,一系列化学反应的中间代谢某一环节出现障碍则引起代谢性疾病。包括蛋白质、糖、脂类代谢障碍,水电解质、无机元素代谢障碍等。又分为先天性代谢缺陷和获得性代谢病。

常见的疾病:严重肝病时的低蛋白血症、白化病、血红蛋白病、糖尿病、低血糖症、先天性肾上腺皮质增生症、肝豆状核变性、含铁血黄素沉着症、痛风、血卟啉症等。

一、风险分级

橙色:妊娠合并代谢性疾病。

二、诊断标准

（一）临床表现

1. 病史 详细询问现病史和个人史，了解发病的因素、病理特点、每日进食情况等。必要时做详细的家系调查。

2. 体格检查 检查发育及营养状态、体型和骨骼、神经精神状态、智能、毛发、皮肤、视力和听力、舌、齿、肝脾及四肢。

（二）辅助检查

1. 血、尿、粪和各项生化指标，激素检查，物质代谢产物的检查。

2. 溶血及凝血检查 血红蛋白电泳、凝血因子，主要用于遗传性血液病鉴别诊断。

3. 代谢实验 糖耐量实验，氮平衡实验，水、钠、钾、钙、磷平衡实验。血氨基酸分析，诊断氨基酸异常所引起的先天性代谢病。

4. 影像学检查 酌情行骨密度测定、CT、MRI。

5. 组织病理和细胞学检查以及细胞染色体、酶系检查、基因诊断。

三、治疗原则

（一）内科、产科联合治疗，共同监护

（二）内科治疗

1. 对营养性疾病和以环境为主引起的代谢性疾病，进行病因防治。平衡饮食、合理摄取营养，促进健康。

2. 先天性代谢缺陷疾病针对病因和发病机制进行治疗。如葡萄糖-6-磷酸脱氢酶缺乏症患者避免进食蚕豆和对乙酰氨基酚等药物；苯丙酮尿症避免进食苯丙氨酸食物。

3. 替代治疗 如蛋白质缺乏症患者补充蛋白质。

四、评估与管理

（一）孕前评估

1. 孕前详细询问病史及家族史，了解目前的健康状况。

2. 内科、产科联合评估，决定能否妊娠。

（二）孕期管理

1. 通过孕前评估的孕妇，在多科共同监护下，定期产检，动态评估疾病的情况。

2. 对生育过遗传性代谢病患儿、具有 X 连锁隐性遗传病家族史或某些遗传性代谢病高发区的孕妇进行产前诊断。

3. 监护胎儿宫内发育情况。

4. 终止妊娠时机 根据原发疾病决定分娩时机和分娩的方式。

（三）产后指导

继续由内科、产科共同监护、治疗、随访。

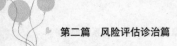

第七节 肝移植术后

肝脏移植术已成为治疗终末期肝脏疾病和急性肝功能衰竭最有效的方法,肝移植术后长期存活率不断提高,国外有肝移植术后顺利妊娠,成功分娩的案例。目前尚无肝移植术后妊娠的管理指南。

一、风险分级

红色:妊娠合并肝移植术后属于危重病情上报范畴。

二、评估与保健

(一)孕前评估

1. 询问肝移植术后口服免疫抑制剂及原基础疾病等情况,目前恢复状况。至少在肝移植术后的 1~2 年后怀孕,避免暴露于大剂量的免疫抑制剂。

2. 肝脏移植专家及产科专家共同评估,决定是否能够妊娠,并告知妊娠后可能出现流产、胎儿畸形、早产、死产、子痫前期、糖尿病等并发症及可能加重肝损等情况。

(二)孕期管理

1. 由肝移植专家、产科共同监护下行定期产检,动态评估疾病情况。

2. 定期检测肝脏功能指标、凝血功能、血常规等。

3. 需要在三级综合医院或危重抢救中心检查治疗。孕期一旦病情恶化,需要多科联合救治。

4. 监护胎儿宫内发育情况。

5. 根据原发疾病决定分娩时机和分娩方式。

(三)产后指导

继续由肝移植科、产科共同监护、治疗、随访。

(古航)

第四章

妊娠合并泌尿系统疾病

妊娠合并肾脏疾病大致可分为妊娠合并泌尿道感染、慢性肾小球肾炎、肾病综合征、多囊肾、尿石症、狼疮性肾炎、糖尿病肾病和肾移植等,后期随病情进展可出现贫血和肾功能损害,危及母儿健康。

肾脏功能损害的指标包括:

1. 尿白蛋白异常(24h 尿白蛋白定量 >150mg;尿白蛋白 / 肌酐比值 <30mg/mmol)。

2. 尿沉渣异常

(1)镜下血尿:红细胞 >3 个 / 高倍镜视野。

(2)镜下脓尿:白细胞 >5 个 / 高倍镜视野。

(3)上皮细胞增多。

(4)管型。

(5)病理性结晶。

3. 肾小管疾病导致的电解质异常和其他异常。

4. 影像学检查提示肾脏结构异常。

5. 组织病理学证实肾脏结构异常。

6. 肾移植病史。

7. 估计肾小球滤过率(estimated glomerular filtration rate,eGFR)降低$[<60ml \cdot min^{-1} \cdot (1.73m^2)^{-1}]$(表 2-2)。

表 2-2　CKD 分期

分期	eGFR/$[ml \cdot min^{-1} \cdot (1.73m^2)^{-1}]$	肾脏功能
1 期	≥90	正常或增高(肾小球滤过率增高)
2 期	60~89	轻度下降
3 期 a	45~59	轻 ~ 中度下降
3 期 b	30~44	中 ~ 重度下降
4 期	15~29	重度下降
5 期	<15	衰竭

注:CKD 为慢性肾脏疾病(chronic kidney disease),eGFR 为肾小球滤过率(estimated glomerular filtration rate)

风险分级：

（一）红色

1. CKD 3 期　肾小球性疾病和系统性疾病发生率较高,孕妇妊娠并发症的发生率均明显升高。

2. 危重病情上报范畴　CKD 4~5 期,肾功能严重下降,妊娠期并发症发生率明显升高。

（二）橙色

CKD 2 期,孕妇肾功能轻度下降。

（三）黄色

CDK 1 期,孕妇肾功能正常,仅有蛋白尿,无高血压。

第一节　慢性肾脏疾病

各种原因引起的肾脏结构和功能异常持续时间≥3 个月,并对健康有所影响。常见的慢性肾脏疾病(chronic kidney disease,CKD)类型:肾小球性肾脏疾病、肾小管间质性肾脏疾病、血管性肾脏疾病、先天性肾脏疾病等。

肾小球性疾病又分为原发性和继发性,常见原发性肾小球疾病包括肾病综合征、慢性肾小球肾炎、隐匿性肾小球肾炎以及 IgA 肾病等;常见的继发性肾小球疾病包括糖尿病肾病、狼疮性肾炎、过敏性紫癜性肾病及肝炎相关性肾病等。

肾小管间质性疾病以系统性感染、结石以及梗阻性疾病为主。血管性肾脏疾病可由高血压、动脉粥样硬化以及血管炎等引起。先天性肾脏疾病包括囊性肾脏疾病、先天性肾发育不良等。

一、诊断方法

（一）病史

孕前已确诊者,应了解发病情况、疾病分类、孕前肾穿病理结果。孕前治疗时间、方案,妊娠后是否继续使用激素及每日剂量。注意孕前是否已存在贫血、高血压。

有些孕妇妊娠期首次发现蛋白尿。

（二）临床表现

1. 症状和体征　临床症状多种多样,有无症状的蛋白尿或镜下血尿,也有明显的肉眼血尿、水肿、贫血、高血压或肾病综合征,甚至尿毒症。

2. 按照主要表现分型

(1)普通型:起病时可与急性肾炎相似,水肿、血尿及高血压均很明显,以后病情暂时缓解,或呈进行性恶化,多数患者起病时无症状,经检查尿液才被发现。尿蛋白大多在 3.5g/24h 以下;尿液中常有红细胞,甚至少许管型;血压虽升高,并非主要表现。

(2)肾病型:病理变化以基底膜增生型为主。有明显的水肿、蛋白尿与管型尿,尿蛋白每日在 33.5g 以上。血浆蛋白降低,白蛋白与球蛋白比例倒置,胆固醇升高。

(3)高血压型:少量蛋白尿伴有高血压,血压常持续升高,临床表现与高血压病相似。

（三）辅助检查

1. 尿常规检查、24h 尿蛋白定量、清洁中段尿培养。

2. 血常规、肝功能、肾功能、电解质、血脂测定、血气分析。

3. 眼底检查。

4. 超声检查肾脏情况和肾脏血流。

5. 与肾脏相关疾病的其他检查

（1）各种继发性肾脏疾病相关监测：肝炎指标、肿瘤指标、自身免疫抗体、补体、类风湿因子。

（2）各种肾脏疾病并发症相关指标监测：甲状旁腺素、促红细胞生成素。

（3）各种肾脏病合并症相关指标检测：血糖、血压等。

二、治疗原则

1. 住院治疗　肾功能明显下降而找不到可逆的原因，适时终止妊娠。

2. 期待观察　仅尿蛋白增加，肾功能尚好，无高血压，孕龄未达 36 周，无终止妊娠的指征。

3. 控制高血压

（1）应用甲基多巴、可乐定（clonidine）、β-肾上腺素能阻滞剂及钙通道阻滞剂。血管紧张素转换酶抑制剂明显降低胎盘血流量，妊娠期不宜应用。

（2）清淡饮食，不宜限制食盐。除明显水肿外，一般不使用胶体制剂及利尿剂。

（3）定期监测电解质。

4. 治疗中，如肾功能减退或血压上升到 150/100mmHg 以上不易控制时，应考虑终止妊娠。

5. 孕期积极对症治疗　纠正贫血，控制高血压，预防子痫前期及子痫的发生，尽可能避免肾功能进一步恶化。妊娠达到 36 周使用药物促胎肺成熟后终止妊娠。

三、评估与管理

（一）孕前评估

1. 由产科医师及肾内科医师共同提供咨询，充分告知和预估妊娠过程可能出现的肾功能下降风险和不良妊娠结局。

2. 24h 尿蛋白定量 <1g、肾功能正常、免疫学检查阴性并且血压正常者，通常妊娠结局及肾脏功能预后良好。

3. 以下情况需推迟妊娠或不宜妊娠。

（1）原有基础疾病复发（如狼疮性肾炎、系统性血管炎），应在疾病缓解至少 6 个月后再考虑妊娠。

（2）使用细胞毒性药物（如环磷酰胺）应避孕。

（3）严重高血压者控制血压，需要了解妊娠期的禁忌用药，并在怀孕前停药更换为孕期安全的药物，待血压稳定可怀孕。

（4）明显肾功能不全（血肌酐水平 >180μmol/L）的孕妇不宜妊娠。

（5）GFR<60ml/ · min^{-1} · (1.73m^2)$^{-1}$ 尤其是血压控制欠佳的糖尿病肾病孕妇不宜妊娠。

（6）肾脏移植后至少 1 年且肾功能稳定后再计划妊娠。

4. 停用对胎儿发育有害的药物或者更换为孕期安全的药物。

（二）孕期管理

1. 注意休息,控制血压,预防感染,纠正水、盐代谢紊乱与酸碱平衡,严密观察肾功能及血中蛋白质的含量与白蛋白、球蛋白的比例。

2. 孕 32 周前,每 2 周检查 1 次,32 周后每周检查,检测胎儿生长发育、胎盘功能、胎心率监护及 B 型超声等。

3. 妊娠期应在具备完善检查设施的综合性医疗机构,由产科和肾内科专家共同根据具体病情制订个体化的产前检查方案,定期监测母儿情况。

（1）每次产前检查均应测血压、查尿常规,白细胞增多时应行尿培养。尿蛋白异常时行尿蛋白 / 肌酐的比值或 24h 尿蛋白定量检查。

（2）根据基础肾功能,应每 4~6 周检查血肌酐和尿素氮、血常规。明显肾功能异常者检查的频率应增加。

（3）确诊贫血时应查血清铁、叶酸和维生素 B_{12}。

（4）孕晚期肾功能不全（血肌酐水平 >180μmol/L）应检查血清白蛋白、钙以及维生素 D。

（5）肾功能突然下降,有泌尿系统梗阻或结石症症状时应行肾脏 B 型超声检查。

（6）原发性肾脏疾病出现血尿、蛋白尿、肾功能下降和 / 或高血压时,需行免疫学检查。

（7）妊娠期肾脏穿刺活检明确原发性病因,应该严格把握指征。

（8）稳定的 CKD、非肾脏疾病范围内的蛋白尿、子痫前期或是妊娠 32 周后的孕妇,不建议行肾脏穿刺活检。

（9）CKD 或急性肾损伤孕妇出现无法解释的肾功能下降、新诊断的肾病综合征、系统性疾病或血管炎的特征表现,会诊后酌情实施。

（三）终止妊娠时机

1. 病情稳定,可近足月促宫颈成熟后严密监护下引产。

2. 如合并有妊娠期高血压疾病,病情重、胎盘功能低下,常需促胎肺成熟后提前终止妊娠,分娩方式常采用剖宫产术。

3. 无论何种分娩方式,均需加强产时监护,做好预防及抢救产后出血的准备。新生儿出生后及时转入儿科。

（四）产后指导

定期随诊肾功能及血压变化,根据情况选择喂养方式。

第二节　狼疮性肾炎

自身免疫性疾病的系统性红斑狼疮（systemic lupus erythematosus,SLE）,易累及肾脏导致狼疮性肾炎。40%~60% SLE 患者在妊娠各个阶段或产褥期,可诱发狼疮活动,加重狼疮性肾炎。

一、诊断方法

（一）病史

孕前已确诊者,应了解发病情况、疾病分类、孕前肾穿病理结果,孕前治疗时间、治疗方案、妊娠后是否继续使用激素及每日剂量。

（二）临床表现

孕期发病可出现发热、皮疹、关节痛和狼疮性脑炎。

（三）辅助检查

1. 尿常规、血常规、肝肾功能、电解质、自身抗体等检测。

2. 病情进展迅速或伴有急性肾损伤,必要时肾脏穿刺。

二、治疗原则

控制狼疮活动,缓解病情,保护肾功能,避免交叉感染,维护病人安全。

1. 糖皮质激素治疗　泼尼松不易通过胎盘,最常用。地塞米松、可的松对胎儿有明显副反应,系统性红斑狼疮孕妇孕期禁用。

2. 单用激素不能控制时加用免疫抑制剂硫唑嘌呤。

3. 避免使用导致出生缺陷、副反应大或能通过母乳的药物,包括环磷酰胺、甲氨蝶呤、麦考酚酸酯、血管紧张素转换酶抑制剂、血管紧张素受体拮抗剂、长效非甾体类抗炎药等。

三、评估与管理

（一）孕前评估

1. 由产科医师及肾内科医师共同提供咨询,充分告知和预估妊娠过程可能出现的肾功能下降风险和不良妊娠结局。

2. SLE 缓解半年以上肾功能良好允许怀孕,血清肌酐≤133μmol/L,肌酐廓清率≥60ml/min,或尿蛋白量≤0.5g/24h。

3. 在控制期　症状控制或仅服用泼尼松 5~10mg/d 维持。

4. 缓解期并肾功能较好的 SLE 患者,孕期很少发生肾脏受累,无长期肾功能损害。抗心磷脂抗体和狼疮抗凝物的存在可增加血栓形成的危险,导致母儿预后不良。

（二）孕期管理

1. 每月评价肾脏功能,进行尿液培养检查。每日监测血压,每次产检应监测血尿常规、体重和胎心;监测有无系统性红斑狼疮活动征象。

2. 孕期注意补钙。

3. 孕 32 周前每 2 周产检 1 次,孕 32 周后每周产检 1 次,必要时可增加产检的次数,放宽住院观察和治疗的指征。

4. 孕晚期密切监测子痫前期和胎儿情况,每 3~4 周行超声检查监测胎儿生长及羊水量。

（三）产时管理

1. 长期应用激素治疗者,应在临产或剖宫产前给予冲击量的激素治疗(静脉注射氢化可的松 100mg,每 8h 1 次,3 次 /d),以协助代偿可能出现的肾上腺皮质功能不全。

2. 围生期是否预防性应用抗生素尚缺乏足够的循证医学证据。

3. 分娩时需儿科协助处理新生儿狼疮。

（四）终止妊娠时机

1. 本身不属剖宫产指征，终止妊娠前需要综合评估病情控制程度、胎儿体重、孕周等。

2. 病情稳定，估计短时间内能够结束分娩者可经阴道试产，临产后病情可能恶化并需要紧急给予糖皮质激素治疗。

3. 对于孕期发病的狼疮性肾炎，若病情较重，宜尽早终止妊娠，有条件时应行肾活检，并根据病理类型给予积极治疗。

（五）产后指导

定期随诊肾功能及狼疮活动情况，根据情况选择喂养方式。药物使用时是否母乳喂养，应当咨询，尤其是使用免疫抑制剂、激素时。

第三节　泌尿道感染

根据感染部位可分为上泌尿道感染和下泌尿道感染，临床表现各异。

一、诊断方法

（一）病史

1. 膀胱炎　排尿困难，尿频、尿急、尿痛、血尿和耻骨上疼痛，一般无全身感染症状。

2. 肾盂肾炎　发热（>38℃）、寒战、厌食、恶心和呕吐，排尿频率增加、夜尿增多和耻骨上压迫感。

（二）临床表现

1. 无症状菌尿者通常没有体征，尿培养阳性而无泌尿道感染症状。

2. 膀胱炎者可有膀胱压痛。

3. 肾盂肾炎者有耻骨上压痛和腰部叩击痛。约有一半患者腰部叩击痛发生在右侧，1/4 在左侧，1/4 为双侧。

4. 对有症状的孕妇均建议盆腔检查（妊娠晚期出血患者例外），以排除阴道炎或宫颈炎。

（三）辅助检查

1. 血常规、血清电解质、血尿素氮和血肌酐等检查。

2. 尿常规　有条件时所有孕妇在第一次产前检查或妊娠 12~16 周时应收集清洁中段尿液样本进行尿液检验和尿培养，有助于确定患者无症状菌尿及其他疾病。

3. 尿细菌学检查　尿细菌培养是妊娠合并泌尿道感染标准诊断方法，可确定病原菌和抗生素敏感性。

（1）单次清洁中段尿培养即可检出 80% 无症状菌尿。对复发性泌尿道感染、肾盂肾炎、初始治疗方案失败、近期导尿史及住院患者应进行尿细菌培养。连续两次尿液培养分离出同一菌株，尿样菌落数超过 10 万 cfu/ml 定义为阳性培养结果。

（2）提示泌尿道感染：尿中有亚硝酸盐、白细胞酯酶、白细胞、红细胞和尿蛋白阳性。

（3）诊断泌尿道感染：尿中发现细菌、白细胞（尿沉渣镜检白细胞 >5 个 /HP）、红细胞 >3 个 /HP（镜下血尿），见于 40%~60% 膀胱炎患者。导尿管留取标本菌落数 ≥100cfu/ml。

尿标本中单个菌落数低于 10 万 cfu/ml 或出现 2 个以上菌群通常表明标本污染。

（4）肾盂肾炎患者往往有白细胞管型。

4. 通常无需常规影像学检查，肾盂肾炎者适当抗生素治疗 48~72h 无效时，应进行肾脏超声检查以除外肾周脓肿或肾结石。有解剖异常或考虑肾脏疾病者可做。

二、治疗原则

识别和治疗有症状和无症状菌尿，改善临床症状，关键在于根除细菌，而不是治疗时间。

1. 合理使用抗生素　无症状菌尿和膀胱炎的治疗，首选口服抗生素，建议 7~10d 治疗疗程。治疗 1~2 周后复查尿培养，阴性结果提示治疗成功。阳性结果则更换不同抗生素治疗 7~10d。

2. 脱水患者液体管理。

3. 复杂性泌尿道感染需住院治疗。

4. 妊娠 24 周前急性肾盂肾炎普遍认为有必要积极住院补液和应用静脉抗生素治疗。静脉给药治疗应持续到体温正常后 48h。出院后继续予口服抗生素 10~14d。

三、评估与管理

（一）孕前评估

确保良好卫生习惯，调整生活方式，减少细菌污染尿道，防止不当治疗和复发性感染。

（二）孕期管理

1. 妊娠合并菌尿及泌尿道感染预后良好。病情稳定后可继续妊娠。

2. 急性发作期，积极抗感染治疗，避免使用有碍胎儿生长发育的药物。

3. 上泌尿道感染未经治疗可导致孕妇贫血和绒毛膜羊膜炎，可并发败血症、早产、子痫前期、出生低体重儿、早产儿，疾病治疗期间，加强母胎监护，防止病情进一步加重。

（三）终止妊娠时机

无产科指征可经阴道分娩。

（四）产后指导

产后可以哺乳，针对病情治疗。

拓展阅读

［1］赫英东，刘婧，陈倩. 合并慢性肾脏疾病孕妇的妊娠结局及其远期肾脏功能. 中华妇产科杂志，2017，52（4）：274-278.

［2］梁朝霞，陈丹青. 妊娠合并肾脏疾病的围生期处理策略. 实用妇产科杂志，2015，31（10）：728-730.

（黄亚绢）

第五章

妊娠合并血液和造血系统疾病

血液系统由血液和造血器官组成,血液有血球(红细胞、白细胞和血小板)、血浆和凝血因子等组成。血液系统疾病指原发(如白血病)、主要累及血液和造血系统的疾病(如再生障碍性贫血)。妊娠合并血液疾病常见有妊娠合并各种贫血、妊娠合并白血病、妊娠合并血小板减少、妊娠合并凝血功能障碍性疾病和妊娠合并易栓症等,在妊娠期血液系统疾病有特殊的变化,妊娠期保健和产科处理需要考虑到分娩的特点。

风险分级:

(一) 红色

1. 再生障碍性贫血。

2. 重度血小板减少($<30\times10^9$/L)或进行性下降或伴有出血倾向。

3. 极重度贫血(血红蛋白≤40g/L)。

4. 白血病。

5. 凝血功能障碍伴有出血倾向(如先天性凝血因子缺乏、低纤维蛋白原血症等)。

6. 血栓栓塞性疾病(如下肢深静脉血栓、肺栓塞和颅内静脉窦血栓等)。

7. 危重病情上报范畴 血细胞严重异常(血红蛋白<30g/L或白细胞$<0.2\times10^9$/L或血小板$<20\times10^9$/L)。

(二) 橙色

1. 血小板减少[血小板$(30\sim50)\times10^9$/L]。

2. 重度贫血(血红蛋白40~70g/L)。

3. 凝血功能障碍无出血倾向。

4. 易栓症(如抗凝血酶缺陷症、蛋白C缺陷症、蛋白S缺陷症、抗磷脂综合征、肾病综合征等)。

(三) 黄色

妊娠合并血小板减少[血小板$(50\sim100)\times10^9$/L]但无出血倾向,妊娠合并贫血(血红蛋白70~90g/L)。

第一节 贫 血

妊娠合并贫血常见有缺铁性贫血、巨幼细胞贫血、再生障碍性贫血、溶血性贫血(包括遗传性、地中海和自身免疫性)等贫血。

妊娠期正常血红蛋白在 110g/L 以上,血红蛋白 <110g/L、红细胞 <4.0×10^{12}/L 和红细胞比容 <37% 可以诊断贫血。

一、风险分级

(一)红色

极重度贫血(血红蛋白 ≤40g/L)。

(二)橙色

有症状,血常规 40g/L< 血红蛋白 ≤70g/L,需要输血。

(三)黄色

一般没有症状,70g/L< 血红蛋白 <110g/L,如伴有血小板减少或其他疾病,以严重疾病分类为预警分类。仅需要药物治疗。

二、诊断方法

(一)病史

如果妊娠前已明确诊断,应了解起病情况、疾病分类、治疗状况和治疗后效果。家族中是否有贫血。妊娠期新发生的贫血,需要病因诊断。

(二)临床表现

1. 症状　轻度贫血一般没有症状;加重有头晕、乏力、头痛、心悸、活动后气短。

2. 体征　轻度口唇黏膜略苍白,重者面色苍白,长期严重贫血者有贫血性心脏病的表现,如心率增快等。

(三)辅助检查

1. 一般血液检查

(1)血常规:重点关注血红蛋白、红细胞、红细胞平均体积、红细胞平均血红蛋白浓度、红细胞比容和网织红细胞。

(2)尿常规。

(3)结合珠蛋白。

(4)胆红素。

(5)外周血涂片检查。

2. 铁蛋白、血清铁、叶酸、维生素 B$_{12}$。

3. 骨髓检查。

4. 溶血性贫血的相关病因检查　如抗人球蛋白试验、血红蛋白电泳、高铁血红蛋白还原试验等相关检查。

5. 特殊检查　心电图、超声心动图、脾超声等。

三、治疗原则

1. 根据贫血的原因进行治疗

(1)孕期首次发现的缺铁性贫血,可以诊断性治疗。同时可以检查铁蛋白,小于 20μg/L,诊断铁缺乏,也需要治疗。如治疗 2 周后无好转,或继续下降需要进一步检查贫血原因。

(2)血红蛋白 <70g/L,需要输血。如是溶血性或自身免疫性贫血,需要输注洗涤红细

胞,并且在血液专科医生的指导下进一步治疗。

2. 定期复查血常规,随访贫血情况。

3. 遗传性贫血,如地中海贫血,需要产前诊断。

4. 孕晚期起可以做胎心监护,加强胎儿监护。孕期增加超声检查,注意胎儿发育情况,及时发现胎儿发育迟缓。

5. 纠正贫血后可以按产科原则选择分娩方式,如伴有疾病,可以根据严重疾病的处理原则选择分娩方式。

四、评估与管理

(一)孕前评估

如严重的再生障碍性贫血应不宜妊娠,如与遗传相关的贫血,需要遗传咨询,制订好产前诊断的策略。

(二)孕期管理

1. 特殊的贫血需要在血液科医生的配合下随访。

2. 严重的贫血(血红蛋白≤40g/L)需要注意贫血的并发症,如心脏缺血情况、血小板减少情况等。

3. 通常贫血可以足月分娩,分娩前血红蛋白至少纠正至 90g/L 以上。

4. 黄色风险贫血患者可以与正常孕妇一样的产前检查频率,但需要监测治疗的效果,定期复查血常规和调整用药治疗。

5. 橙色风险贫血患者需要住院输血治疗,血红蛋白上升后可以门诊随访,血常规检查频率为 2 周 1 次。

6. 红色风险贫血患者需要立即住院,需要与血液科医生讨论治疗方案。有遗传性的贫血,如地中海贫血,需要产前诊断,严重贫血可能导致胎儿慢性缺氧,胎儿发育迟缓需要及时发现,需加强监护。

(三)终止妊娠时机

严重的贫血无法纠正时,需要住院治疗,适时终止妊娠。严重贫血已纠正,也可以门诊随访,37 周需要住院待产。

(四)产后指导

分娩后需要评估贫血情况,指导产后纠正贫血用药。

第二节　白　血　病

白血病有急性白血病、慢性粒细胞与淋巴细胞性白血病,还包括淋巴瘤和多发性骨髓瘤等。

一、风险分级

红色:

1. 白血病非稳定期,或妊娠期发现的白血病。

2. 白血病缓解期。

二、诊断方法

（一）病史

妊娠前已确诊者应了解起病情况、疾病分类、治疗现状和治疗效果,病情稳定的时间等情况,缓解期一般症状不明显。

（二）临床表现

妊娠期新发生的白血病,应分类诊断。

1. 症状　新发疾病或病情加重时,表现为发热、贫血、出血倾向和骨关节疼痛。

2. 体征　面色苍白、皮肤黏膜有出血点或瘀斑、淋巴结或肝脾大。

（三）辅助检查

1. 一般血液检查　血常规、血涂片、凝血功能。

2. 骨髓检查。

3. 白血病特有的检查及分型。

4. 肝脾超声和淋巴结活检等。

三、治疗原则

1. 产科医生与血液科共同随访　共同制订出治疗方案,妊娠期新发或复发的病例,需要在血液科明确诊断。

2. 血常规和凝血功能随访,有伴随症状的需要相关的检查。

3. 终止妊娠时预防出血,早产给予相应处理,产后预防感染。

4. 需要继续化疗治疗的可以转入血液科病房,产科做好随访工作。

四、评估与管理

（一）孕前评估

孕前咨询,如是缓解期,无严重的血小板减少和脏器损伤者可以妊娠,病情稳定后的妊娠时间,目前没有文献报道。治疗期内不宜妊娠。

（二）孕期管理

白血病缓解期应定期检查血常规,增加产前检查频率;白血病非稳定期和新发白血病患者需要住院治疗,确诊后与血液科医生共同讨论治疗的方案和终止妊娠时机。

（三）终止妊娠时机

1. 缓解期孕妇可以按产科原则选择分娩方式。

2. 妊娠期发病或复发者

（1）孕早期需终止妊娠后治疗。

（2）孕中期需要根据疾病的种类和分型确定治疗方案和讨论终止妊娠时机。

（3）孕晚期可以促胎肺成熟后终止妊娠,然后治疗原发病,也可以酌情同时进行。

（四）胎儿监护

缓解期的孕妇对胎儿影响不大,白血病非稳定期和新发白血病的孕妇需要注意胎儿生长发育和胎儿宫内缺氧情况。

（五）产后指导

白血病缓解期的产后需要预防感染和加强营养。白血病非稳定期和新发白血病患者需要与血液科医生一同治疗。

第三节　血小板减少

血小板减少包括特发性血小板减少性紫癜、血栓性血小板减少性紫癜、再生障碍性贫血、骨髓增生异常综合征和脾功能亢进等。

一、风险分级

（一）红色

1. 血常规　血小板 $<30 \times 10^9/L$，或进行性下降，或伴有出血倾向。

2. 危重病情上报范畴　血小板 $<20 \times 10^9/L$。

（二）橙色

血常规：$30 \times 10^9/L \leqslant$ 血小板 $<50 \times 10^9/L$。

（三）黄色

血常规：$50 \times 10^9/L \leqslant$ 血小板 $<100 \times 10^9/L$。

如伴有其他器官严重疾病，应当按疾病分类列入评估。

二、诊断方法

（一）病史

妊娠前已明确诊断，应了解起病状况、主要疾病分类、治疗情况和治疗后的效果，孕前的血小板数量和目前用药。妊娠期发现血小板下降，需要病因诊断。

（二）临床表现

1. 症状　可以无症状；也可有出血倾向，有伴随疾病的症状。

2. 体征　检查可见皮肤黏膜有出血点或瘀斑。

（三）辅助检查

1. 血常规、凝血功能、血小板抗体、血小板功能等检查，免疫学相关检查等。

2. 血栓弹力图。

3. 骨髓检查。

4. 肝脾超声。

5. 疑有颅内出血可以做颅脑 MRI 或者 CT。

三、治疗原则

1. 重度和有并发症的血小板减少者，产科与血液科共同明确诊断、制订治疗方案和随访。有伴随症状的需要相关的检查和评估。

2. 血小板 $>30 \times 10^9/L$，无出血倾向，在门诊药物治疗和血常规随访。

3. 必要时可以使用激素，丙种球蛋白等；血小板 $<20 \times 10^9/L$，或有出血倾向，需输注单采血小板。

4. 免疫性的血小板减少,抗体可以通过胎盘,需要注意新生儿的血小板检测和出血情况的观察。

四、评估与管理

(一)孕前评估

孕前做好咨询和检查,血小板 $<30 \times 10^9/L$ 和有出血倾向伴有脏器损害者,不宜妊娠。鉴别诊断包括骨髓检查、免疫检查等。

(二)孕期管理

有伴随疾病的应当综合分析评估,疾病严重者纳入风险评估标准。

1. 黄色风险　按常规产前检查,每 2~4 周复查血常规,注意神经症状。

2. 橙色风险　定期检查血常规,适当增加产前检查频率。

3. 红色风险　需要住院,血小板 $<20 \times 10^9/L$,需要按危重病情上报。明确诊断后与血液科医生一起讨论治疗方案和终止妊娠时机及方式。

4. 橙色预警以上者需要在三级综合医院随访分娩。

(三)终止妊娠时机

1. 血小板 $>70 \times 10^9/L$ 可以按产科原则选择分娩方式。

2. 血小板 $<50 \times 10^9/L$,可以足月,以择期剖宫产为宜。

3. 孕晚期血小板 $<30 \times 10^9/L$,或进行性下降,或伴有出血倾向,可以促胎肺成熟后终止妊娠,需做好围手术期准备。终止妊娠时根据情况术前或分娩前输注血小板,同时应当积极预防出血。

(四)胎儿监护

血小板减少对胎儿生长发育影响不大。免疫性血小板减少的胎儿可能发生低血小板,严重者发生颅内出血。

(五)产后指导

产后预防感染,根据情况实施母乳喂养。

第四节　凝血功能障碍性疾病

妊娠合并凝血功能障碍性疾病,包括先天性疾病和获得性疾病。先天性疾病有血友病、血管性血友病和维生素 K 缺乏症,纤维蛋白原缺乏症。获得性疾病有肝功能衰竭、大出血等,在相关章节描述。

一、风险分级

(一)红色

凝血功能障碍性疾病史伴有出血倾向和导致凝血功能障碍的获得性疾病。

(二)橙色

有凝血功能障碍性疾病史,无出血倾向。

二、诊断方法

（一）病史

如果妊娠前已明确诊断,应了解家族中的发病情况,是否有出血倾向及治疗情况。妊娠期产前检查常规凝血功能筛查发现凝血酶原时间(prothrombin time,PT)或活化部分凝血酶原时间(activated partial thromboplastin time,APTT)延长,或纤维蛋白原下降,需要进一步明确诊断。

（二）临床表现

1. 症状　可以无症状,或有出血表现。
2. 体征　皮肤黏膜有出血点或瘀斑并伴有脏器出血。

（三）辅助检查

1. 一般血液检查　凝血功能,凝血因子测定。
2. 特殊检查　凝血活酶生成试验,特殊的凝血因子抗原及活性检查。
3. 获得性疾病的相关检查。
4. 产前诊断。

三、治疗原则

1. 先天性疾病实施病因治疗,无症状一般不需要治疗。治疗方法为补充缺乏的凝血因子。获得性疾病,按相关疾病治疗。定期复查凝血功能,有出血倾向者,已经启动分娩和实施手术前需要补充凝血因子。

2. 根据病因分类,选择性输注新鲜全血、新鲜冷冻血浆(含所有的凝血因子)或冷沉淀物(含 FⅧ、XⅢ、vWF 及纤维蛋白原等),凝血酶原复合物(FX、FIX、FⅦ、FⅡ),纤维蛋白原,FⅧ浓缩剂和 FⅦ。

四、评估与管理

（一）孕前评估

妊娠前需要了解出血部位和治疗情况及平时月经量,无活动出血可以妊娠。

（二）孕期管理

1. 橙色预警　遗传性疾病和无出血倾向,主要注意出血情况,妊娠期血液稀释可引起凝血因子进一步下降,定期检查凝血功能。

2. 红色预警　遗传性疾病有出血倾向和出血,获得性疾病的肝脏疾病,应立即住院,肝炎转诊到传染病专科医院。

3. 无出血倾向可以按正常孕妇在三级综合医院(有血液科)产前规范检查和分娩。

4. 胎儿孕期正常监护,需要产前咨询和诊断。

（三）终止妊娠时机

1. 无严重出血倾向和肝脏功能异常者,可以妊娠到足月。

2. 分娩方式应当根据病情和产科条件选择分娩方式,短期不能阴道分娩者可以选择剖宫产。因凝血因子半衰期较短(通常只有 8~12h),宜在决定手术前及时补充。出生后新生儿检查凝血情况。

（四）产后指导

产后需要注意出血情况。根据病情考虑是否母乳喂养。

第五节 易 栓 症

妊娠合并易栓症包括遗传性易栓症、代谢缺陷、获得性易栓症。

遗传性易栓症：

1. 抗凝蛋白缺陷 抗凝血酶缺陷症、蛋白 C 缺陷症、蛋白 S 缺陷症等。

2. 凝血因子缺陷 活化蛋白 C 抵抗症（因子 V Leiden 突变等）、凝血酶原 G20210A 突变、异常纤维蛋白原血症等。

3. 纤溶蛋白缺陷异常 纤溶酶原血症、组织型纤溶酶原激活物（t-PA）缺陷症、纤溶酶原活化抑制物-1（PAI-1）增多等。

代谢缺陷：

1. 高同型半胱氨酸血症（MTHFR 突变）等。

2. 凝血因子水平升高因子 Ⅷ、Ⅸ 或 Ⅺ 活性水平升高等。

获得性易栓症：抗磷脂综合征、肿瘤性疾病、骨髓增殖性肿瘤、阵发性睡眠性血红蛋白尿症、肾病综合征、急性内科疾病（充血性心力衰竭、严重呼吸疾病等）、炎性肠病等。

高危因素：手术或创伤、长期制动、高龄、妊娠及产褥期、口服避孕药及激素替代治疗、肿瘤治疗、获得性抗凝蛋白缺陷等。

一、风险分级

（一）红色

妊娠期有下肢深静脉栓塞或肺动脉栓塞等栓塞疾病。

（二）橙色

有相关的病史，抗凝血酶缺陷症、蛋白 C 缺陷症、蛋白 S 缺陷症、抗磷脂综合征、肾病综合征、多次流产、血栓史等。

二、诊断方法

（一）病史

妊娠前有易栓症病史者，需要了解诊断情况和用药情况。

（二）临床表现

可以无症状或有栓塞部位的症状，如下肢静脉栓塞有下肢痛、肿胀；皮肤颜色改变等；肺栓塞有胸痛、呼吸困难、低氧血症、休克等表现。

（三）辅助检查

1. 一般血液检查 血常规、凝血功能、血小板聚集率、D-二聚体等。

2. 特殊检查 蛋白 C、蛋白 S 检测，抗凝血酶-Ⅲ（AT-Ⅲ）、同型半胱氨酸、抗磷脂抗体、抗 β_2-糖蛋白 1 抗体、抗心磷脂抗体检测等。

3. 疾病的相关检查。

4. 怀疑有栓塞的可以进行多普勒血管超声、胸部 CT、心脏彩色超声等。

三、治疗原则

1. 妊娠未足月在血液科治疗,孕期酌情口服阿司匹林肠溶片。血液科医生与产科医生共同管理。孕晚期根据疾病的原因在血液科的指导下进行预防性抗凝和治疗性抗凝。定期复查凝血功能和抗凝药物需要随访的项目。

2. 如下肢静脉栓塞,可以与血管外科一起评估,确认是否在分娩前放置滤器。妊娠期栓塞,可以使用溶栓。必要时血管外科会诊,进行脑血管造影下介入取栓。

四、评估与管理

(一)孕前评估

需要了解疾病的状况、既往治疗情况。经内科评估后恰当给予预防治疗,如阿司匹林和/或低分子肝素。

(二)孕期管理

1. 有易栓症病史或用药预防栓塞的应在三级综合医院按正常孕妇规范产前检查和分娩,定期复查凝血功能和预防性抗凝治疗。

2. 橙色预警 有相关病史如下肢静脉栓塞,需要积极治疗,疾病稳定可以评估后继续妊娠。

3. 红色预警 应立即住院治疗,由血液科、呼吸科、血管外科等联合管理,治疗稳定后评估;病情稳定者出院,门诊随访,定期复查凝血功能和继续抗凝治疗。

(三)终止妊娠方式

1. 肺栓塞危及生命的患者,需要及时终止妊娠。

2. 病情稳定者,可以根据产科条件分娩,手术前一周停用阿司匹林,24h 停用低分子肝素,手术后 6~24h 可以恢复使用。

3. 胎儿易发生流产、胎儿生长受限(fetal growth restriction,FGR)和死胎,需加强胎儿监护。

(四)产后指导

可以提早下床活动、下肢按摩和预防性使用低分子肝素。可以母乳喂养。

拓展阅读

中华医学会围产医学分会. 妊娠期铁缺乏和缺铁性贫血诊治指南. 中华围产医学杂志,2014,17(7):451-453.

(杨祖菁)

第六章

妊娠合并内分泌疾病

妊娠合并内分泌疾病,主要包括妊娠期糖尿病(gestational diabetes mellitus,GDM)、甲状腺功能异常、垂体泌乳素瘤、尿崩症、嗜铬细胞瘤等。

风险分级:

(一) 红色

1. 糖尿病并发肾病Ⅴ级、严重心血管病、增生性视网膜病变或玻璃体积血、周围神经病变等。

2. 甲状腺功能亢进并发心脏病、感染、肝功能异常、精神异常等疾病。

3. 甲状腺功能减退引起相应系统功能障碍,基础代谢率小于-50%。

4. 垂体泌乳素瘤出现视力减退、视野缺损、偏盲等压迫症状。

5. 尿崩症　中枢性尿崩症伴有明显的多饮、烦渴、多尿症状,或合并有其他垂体功能异常。

6. 嗜铬细胞瘤等。

7. 危重病情上报范畴　糖尿病严重代谢性并发症(酮症酸中毒、高渗性昏迷),甲状腺危象。

(二) 橙色

需药物治疗的糖尿病、甲状腺疾病、垂体泌乳素瘤、肾性尿崩症(尿量超过4000ml/d)等。

(三) 黄色

无需药物治疗的糖尿病、甲状腺疾病、垂体泌乳素瘤等。

第一节　甲状腺功能亢进症

甲状腺功能亢进指甲状腺产生和释放过多的甲状腺激素所致的一组疾病,共同特征为甲状腺激素分泌增加而导致的高代谢和交感神经系统的兴奋性增加。典型病例诊断不难,轻症患者临床表现不典型,需借实验室检查以明确诊断。

一、风险分级

(一) 红色

1. 严重的甲状腺功能亢进者合并有其他疾病,如感染、精神应激和重大手术。

2. 危重病情上报范畴　合并败血症、出现甲状腺危象。

（二）橙色

高代谢症状明显,需药物治疗的甲状腺功能亢进。

（三）黄色

高代谢症状不明显,无需药物治疗的临床甲状腺功能亢进及亚临床甲状腺功能亢进。

二、诊断方法

（一）病史

孕前已确诊者,应了解起病情况、疾病分类、近一年的治疗状况,需与内科医生共同评估病情是否稳定,有无急慢性并发症病史及其严重程度,是否可以妊娠。依据实验室检查确定诊断。

（二）临床表现

1. 病情轻者可无症状,重者有心慌、气短、焦虑、怕热、多汗、易疲劳、活动后乏力。表现为甲状腺肿大、突眼等。

2. 甲状腺危象时表现为甲亢症状加重,伴中等发热、体重锐减、恶心、呕吐,同时有显著的心动过速、大汗、极度不安、兴奋和颤抖,甚至出现精神症状、谵妄、昏迷。也可出现血压下降、充血性心力衰竭。

（三）辅助检查

根据疾病需求和检测条件酌情选择下列检查。

1. 一般血液检查　血常规、尿常规、24h 尿蛋白定量、肝肾功能、血气分析、电解质等。

2. 内分泌功能检查　如甲状腺功能检查、甲状腺自身抗体检查。

3. 特殊检查　B 型超声、颈部 MRI。

三、治疗原则

1. 在内分泌科医师的指导下处理,强调轻微异常的疾病也需规范管理。

（1）红色预警:转入三甲综合医院治疗,尽快减轻甲状腺毒症并给予支持疗法。

（2）橙色预警:孕早期可用丙硫氧嘧啶,中晚期用甲硫咪唑。

（3）黄色预警:动态随访甲状腺功能,不需用抗甲状腺药物。

2. 孕产妇定期检查各项内分泌指标,及时发现疾病的变化。

（1）甲状腺功能控制不良时应进行胎儿畸形的筛查。监测胎儿生长发育,及时发现异常给予积极治疗。

（2）孕晚期加强胎心监护。

四、评估与管理

（一）孕前评估

孕前由产科医生和内分泌科医生共同评估。

1. 病情未得到理想控制时明确告知暂时不宜妊娠。

2. 病情稳定可以妊娠的患者也要充分告知妊娠可能导致疾病的加重和继发重要脏器功能进一步损害的可能。

（二）孕期管理

告知妊娠风险和可能发生的严重并发症,孕期产科和内分泌科联合管理。

1. 孕早期甲状腺功能亢进使用药物治疗症状控制不好者,应全面评估后建议其终止妊娠。孕期密切监测及时发现胎儿宫内生长异常,并寻找原因后给予积极治疗。

2. 孕 28 周后增加胎儿脐血流、羊水量和 NST 等胎儿宫内安全状况的监测。

3. 红色预警 病情控制后按一般甲亢处理。

4. 橙色预警 每 4~6 周随访一次甲状腺功能,孕 32 周再次检查一次甲状腺功能。同时注意抗甲亢药物的副作用。

5. 黄色预警 也需要每 4~6 周随访一次甲状腺功能,孕 32 周再次检查一次甲状腺功能。

（三）终止妊娠方式

1. 疾病稳定者根据产科情况决定分娩方式。

2. 注意观察病情变化,应当依据疾病控制情况及时调整相应治疗方案和终止妊娠的时机。

3. 有各种并发症者应放宽剖宫产手术指征;因疾病需要提前终止妊娠需促胎肺成熟处理。

4. 分娩前应强化疾病控制,以免诱发相关危象,分娩后继续监测病情变化,继续原发病的药物治疗,预防感染。

（四）产后指导

应建议到内分泌科定期随访及时依据病情调整治疗方案。是否母乳喂养视母亲病情和所服药物而定。

第二节 甲状腺功能减退症

甲状腺功能减退症简称甲减,指甲状腺激素的合成、分泌或生物效应不足所致的一组内分泌疾病。

一、风险分级

（一）红色

明显的甲减症状,引起相应系统功能障碍者或伴有黏液性水肿昏迷者,促甲状腺激素（thyroid-stimulating hormone,TSH）大于 10mIU/L。

（二）橙色

明显的甲减症状,如疲乏、行动迟缓、瞌睡、记忆力明显减退且注意力不集中、怕冷、无汗及体温低于正常等。TSH 大于 6mIU/L。

（三）黄色

临床上无或仅有轻微甲减症状,血清 FT_3 及 FT_4 低于正常标准而 TSH 水平升高称为临床性甲状腺功能减退症,若血清 FT_3 及 FT_4 水平正常而 TSH 水平升高称为亚临床性甲状腺功能减退症。

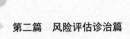
二、诊断方法

(一) 病史

孕前已确诊者,应了解起病情况、疾病分类、近一年来治疗状况,评估病情是否稳定,有无急慢性并发症病史及其严重程度,是否可以妊娠。大部分患者依据实验检查才确定诊断。

(二) 临床表现

1. 症状　病情轻者无症状,重者有疲乏、行动迟缓、瞌睡、记忆力明显减退且注意力不集中、怕冷、无汗及体温低于正常。

2. 体征　可有甲状腺肿大、颈前水肿等。

(三) 辅助检查

根据疾病需求和检测条件酌情选择下列检查。

1. 血液检查　血常规、尿常规、尿蛋白定量、肝肾功能、血气分析、电解质等。

2. 内分泌功能检查　如甲状腺功能检查、甲状腺自身抗体检查。

3. 特殊检查　B 型超声、颈部 MRI。

三、治疗原则

在内分泌科医师的指导下,强调轻微异常的疾病也需规范管理。

1. 红色　使用碘塞罗宁(T_3)。

2. 橙色　使用左甲状腺素(优甲乐)从小剂量开始,直到症状控制且甲状腺功能恢复正常。

3. 黄色　可定期随访,可依据病情每天用少量左甲状腺素(优甲乐)使 TSH 达到相应孕期正常值。

4. 定期监测孕产妇各项内分泌指标,及时发现疾病的变化。

(1) 发现胎儿生长异常并给予积极治疗。

(2) 疾病控制不良时应进行胎儿畸形的筛查。

(3) 孕晚期加强胎心监护。

四、评估与管理

(一) 孕前评估

1. 经产科医生和内分泌科医生共同检测,对病情未得到理想控制的患者要明确告知暂时不宜妊娠。

2. 对疾病稳定可以妊娠的患者也要充分告知妊娠可能导致疾病的加重和继发重要脏器功能进一步损害的可能。

(二) 孕期管理

需要产科和内分泌科联合管理。告知妊娠风险和可能发生的严重并发症。

1. 孕早期发现甲状腺功能减退全面评估后,不宜继续妊娠的建议其终止妊娠。可以继续妊娠者,应根据甲状腺功能检测情况调整左甲状腺素(优甲乐)剂量,避免发生流产。

2. 红色预警　病情控制后按一般甲减处理。

3. 橙色、黄色预警　每 4~6 周检测一次,孕 32 周再复查一次甲状腺功能。

4. 孕期密切监测,及时发现胎儿宫内生长异常,并寻找原因后给予积极治疗。

5. 孕 28 周后增加胎儿脐血流、羊水量和 NST 等胎儿宫内安全状况的监测。

(三)终止妊娠时机

1. **疾病稳定者**　根据产科情况决定分娩方法,依据疾病控制情况及时调整相应治疗方案,适时终止妊娠。

2. **有各种并发症者**　应放宽剖宫产手术指征。若因疾病需要提前终止妊娠时,需促胎肺成熟。

3. **围分娩期处理**　分娩前应强化疾病控制,以免诱发相关危象;分娩后继续监测病情变化,继续原发病的药物治疗,预防感染。

(四)产后指导

产后应建议到内分泌科定期随访及时依据病情调整治疗方案。

第三节　糖　尿　病

妊娠合并糖尿病指妊娠期首次发生或发现的不同程度的糖代谢异常,包括孕前糖尿病(pre-gestational diabetes mellitus,PGDM)和妊娠期糖尿病(GDM)。对母儿的影响取决于孕前、孕期血糖控制状况。

一、风险分级

(一)红色

1. 达到橙色预警程度的基础上出现各种糖尿病并发症。如糖尿病肾病、糖尿病视网膜病及糖尿病周围神经病等。

2. **危重病情上报范畴**　糖尿病酮症酸中毒、糖尿病高渗性昏迷。

(二)橙色

GDM:OGTT 空腹血糖 >7.0mmol/L;服糖后 2h 血糖 >11.1mmol/L;或者孕前明确诊断为糖尿病,且需药物治疗才能把血糖控制在理想范围。但无明显糖尿病并发症。

(三)黄色

GDM:OGTT 空腹血糖 <7.0mmol/L;服糖后 2h 血糖 <11.1mmol/L;无需药物治疗即可把血糖控制在理想范围[理想达标标准(空腹血糖小于 5.3mmol/L,餐后 1h<7.8mmol/L 或餐后 2h<6.7mmol/L)],在不发生低血糖的前提下尽量使血糖达到与正常妊娠相当水平。

二、诊断方法

(一)病史

孕前已确诊者,应了解起病情况、疾病分类、近一年的治疗状况,评估病情是否稳定,有无急慢性并发症病史及其严重程度,是否可以妊娠。大部分患者是依据实验检查才确定诊断。

(二)临床表现

1. **症状**　病情轻者可无症状,重者特别是孕前即有 1 型或 2 型糖尿病者常有多饮、多食、多尿等症状。

2. **体征**　无并发症的糖尿病患者多无明显阳性体征。

（三）辅助检查

根据疾病需求和检测条件酌情选择下列检查。

1. 血液检查 血常规、尿常规、尿蛋白定量、肝肾功能、血气分析、电解质等。

2. 内分泌功能检查 初诊产检建册时,检查空腹血糖,若有升高检查糖化血红蛋白,以了解是否孕前即患糖尿病,若孕早期检查正常,应于孕 24~28 周进行口服葡萄糖耐量试验（OGTT）。

3. 特殊检查 根据病情确定是否需行眼底检查。

三、治疗原则

1. 在内分泌科医师指导下处理,强调轻微异常的疾病也需规范管理。维持孕妇血糖在正常范围,减少母儿并发症。

（1）红色预警者:尽快控制急性并发症,稳定糖尿病并发症。

（2）橙色预警者:以医学营养治疗辅助适当的运动治疗及药物治疗。

（3）黄色预警者:医学营养治疗辅助适当的运动治疗。

2. 定期监测各项内分泌指标 血糖控制的标准如下:

（1）空腹或餐前 0.5h≤5.3mmol/L。

（2）餐后 2h≤6.7mmol/L。

（3）夜间不低于 4.4mmol/L,全天没有低血糖表现。

3. 围分娩期处理 分娩前应强化疾病控制,以免诱发相关危象,分娩后继续监测病情变化,继续原发病的药物治疗,预防感染。

4. 分娩方式

（1）疾病稳定者根据产科情况决定分娩方法。

（2）有各种并发症者应放宽剖宫产手术指征。

（3）橙色预警者:孕 38 周左右终止妊娠。

（4）黄色预警治疗原则:医学营养治疗辅助适当的运动治疗。预产期前终止妊娠。

5. 新生儿处理 新生儿均按高危儿处理,注意防止低血糖、低血钙、高胆红素血症及新生儿呼吸窘迫综合征发生。

四、评估与管理

（一）孕前评估

PGDM 孕妇孕早期自然流产发生率增加,孕早期高血糖导致胎儿畸形发生,严重者胎儿发育停止,最终发生流产。

PGDM 孕妇易并发妊娠期高血压疾病,合并感染,羊水过多,巨大儿发生率增高易发生产后出血,糖尿病酮症酸中毒等。

因此糖尿病妇女宜在血糖控制接近或达到正常后再考虑妊娠。对病情未得到理想控制的患者要明确告知暂时不宜妊娠。

1. 依据患者发生糖尿病的年龄、病程以及是否存在血管并发症等进行分期（White 分类法）,有助于判断病情的严重程度及预后。

A 级:妊娠期诊断的糖尿病。

A1 级：经控制饮食，空腹血糖 <5.3mmol/L，餐后 2h 血糖 <6.7mmol/L。

A2 级：经控制饮食，空腹血糖 ≥5.3mmol/L，餐后 2h 血糖 ≥6.7mmol/L。

B 级：显性糖尿病，20 岁以后发病，病程 <10 年。

C 级：发病年龄 10~19 岁，或病程达 10~19 年。

D 级：10 岁前发病，或病程 ≥20 年，或合并单纯性视网膜病。

F 级：糖尿病性肾病。

R 级：眼底有增生性视网膜病变或玻璃体积血。

H 级：冠状动脉粥样硬化性心脏病。

T 级：肾移植史。

2. 糖尿病患者可否妊娠的指标

（1）未经治疗的 D、F、R 级糖尿病人，妊娠对母儿危险均较大，应避孕，不宜妊娠。

（2）器质性病变较轻、血糖控制良好者，可在积极治疗、密切监护下继续妊娠。

（3）从孕前开始，经产科医生和内分泌科医生共同评估，严格控制血糖值。确保孕前、妊娠期及分娩期血糖在正常范围。

3. 对疾病稳定可以妊娠的患者也要充分告知妊娠可能导致疾病的加重和继发重要脏器功能进一步损害的可能，强调孕前评估肾脏、眼底及外周神经病变。

（二）孕期管理

1. 告知妊娠风险和可能发生的严重并发症。

2. 告知孕期需要产科和内分泌科联合管理。

3. 孕早期发现不宜继续妊娠的糖尿病患者，应全面评估后建议其终止妊娠。

4. 孕期密切监测胎儿生长发育，及时发现胎儿宫内生长异常，并寻找原因后给予积极治疗。

5. 孕 28 周后增加胎儿脐血流、羊水量和 NST 等胎儿宫内安全状况的监测。若因疾病需要提前终止妊娠需促胎肺成熟处理。依据疾病控制好坏及时调整相应治疗方案适时终止妊娠。

6. 红色预警保健管理　病情稳定后可参考橙色预警处理。

7. 橙色预警保健管理　定期随访血糖及胎儿的生长发育。

8. 黄色预警保健管理　定期随访血糖及胎儿的生长发育。

（三）关注胎儿的生长发育

及时发现胎儿生长异常并给予积极治疗。

（四）孕晚期加强胎心监护

疾病控制不良时应进行胎儿畸形的筛查。

（五）产后指导

产后应建议到内分泌科定期随访，及时依据病情调整治疗方案。建议产后每年进行一次 OGTT 检查以及早发现有无发展为 2 型糖尿病。

第四节　嗜铬细胞瘤

嗜铬细胞瘤是来源于肾上腺髓质的嗜铬细胞的肿瘤，能合成、储存和释放大量儿茶酚胺,表现为高儿茶酚胺血症,妊娠期少见,但十分凶险。

一、风险分级

红色:明确诊断为嗜铬细胞瘤。

二、诊断方法

(一)病史

孕前已确诊者,应了解起病情况、疾病分类、近一年的治疗状况,评估病情是否稳定,有无急慢性并发症病史及其严重程度,是否可以妊娠。大部分患者是依据实验检查确定诊断。

(二)临床表现

1. 症状

(1)高血压是最常见的临床症状,发生率为 80%~90%。50%~60% 为持续性,40%~50% 为发作性;10%~50% 可出现体位性低血压,5% 血压正常,突出的症状为严重的高血压。

(2)50% 以上发作时伴有头痛、心悸、多汗的“三联征”。

(3)约 40% 伴有血糖增高。

(4)部分患者可能会以心肌病、高钙血症、血尿、糖尿病、库欣综合征、肠梗阻,甚至视力下降等原因就诊。

(5)少见情况以急症形式出现,如高血压危象、休克、急性心衰、肺水肿、心肌梗死、严重心律失常、急性肾功能不全、高热等。

2. 体征　约 15% 可触及腹部肿块。多无明显阳性体征。

(三)辅助检查

根据疾病需求和检测条件酌情选择下列检查。

1. 血液检查　血常规、尿常规、尿蛋白定量、肝肾功能、血气分析、电解质等。

2. 内分泌功能检查　24h 尿 CA、血浆游离甲氧基肾上腺素类物质、24h 尿分馏的甲氧基肾上腺素类物质、24h 尿总甲氧基肾上腺素类物质、24h 尿甲氧基、血浆儿茶酚胺。

3. 特殊检查　可行 B 超筛查、必要时酌情选择 CT 及 MRI 定位确诊,明确肿瘤的大小和部位。

三、治疗原则

1. 在内分泌科医师、外科医师及心内科医师的指导下处理。

2. 控制高血压

(1)使用 α-受体阻滞剂(酚苄明、哌唑嗪特拉唑嗪、多沙唑嗪等),服药期间饮食中增加含盐液体的摄入,以减少体位性低血压,并有助扩容。

(2)可使用钙离子通道阻滞剂降压。

(3)高血压危象的处理:推荐硝普钠、酚妥拉明或尼卡地平静脉泵入。

3. 控制心律失常　对于 CA 或 α-受体阻滞剂介导的心动过速(100~120 次/min)或室上性心律失常等需加用 β-受体阻滞剂,使心率控制在 <90 次/min。

4. 评估有无外科手术治疗的指征及时机。

5. 病情稳定继续妊娠应及时发现胎儿生长异常并给予积极治疗。

四、评估与管理

（一）孕前评估

孕前需经产科、内分泌科、心内科和外科医生共同评估,对病情未得到理想控制者,要明确告知暂时不宜妊娠。

（二）孕期管理

1. 孕期需产科、内分泌科、心内科和外科医生联合管理。告知妊娠风险和可能发生的严重并发症。

2. 孕早期发现应全面评估后建议其终止妊娠。

3. 孕期密切监测及时发现胎儿宫内生长异常,寻找原因后给予积极治疗。

4. 孕 28 周后增加胎儿脐血流、羊水量和 NST 等监测。因疾病需要提前终止妊娠需促胎肺成熟。依据疾病控制情况及时调整相应治疗方案,适时终止妊娠。应放宽剖宫产手术指征。

5. 围分娩期处理　分娩前应强化疾病控制,以免诱发相关危象,分娩后继续监测病情变化,继续原发病的药物治疗,预防感染。

（三）产后指导

建议到内分泌科、心内科及外科定期随访明确原因,调整治疗方案,并给予相应处理。

第五节　垂体泌乳素瘤

垂体腺瘤是垂体最常见的分泌性肿瘤,以直径 10mm 为界分为微腺瘤和大腺瘤,垂体泌乳素瘤属于微腺瘤的一种。溴隐亭治疗后可成功妊娠。

一、风险分级

（一）红色

有肿瘤压迫症状如视力减退、视野缺损、偏盲等。

（二）橙色

泌乳素水平升高伴有闭经、泌乳、不孕等实施溴隐亭治疗后。

（三）黄色

未孕期检查瘤体较小,仅血泌乳素升高无明显其他症状,未进行药物治疗即自然妊娠。

二、诊断方法

（一）病史

孕前已确诊,应了解起病情况、疾病严重程度、是否稳定、近一年的治疗状况。

（二）临床表现

1. 症状　轻者可无症状,重者有月经失调、不孕、肿瘤压迫症状。

2. 体征　无明确阳性体征。

（三）辅助检查

根据疾病需求和检测条件酌情选择下列检查。

1. 血液检查 血常规、尿常规、尿蛋白定量、肝肾功能、血气分析、电解质等。

2. 内分泌功能检查 血泌乳素测定。

3. 特殊检查 颅脑 MRI 了解垂体肿瘤的大小和部位。

三、治疗原则

产科与内分泌科医师和神经外科医生共同处理。病情轻者药物治疗,孕期不推荐继续溴隐亭治疗。定期随访垂体肿瘤的大小。疾病控制不良时应进行胎儿畸形的筛查。围分娩期无神经压迫症状一般无需特殊处理。

(一) 红色

孕胎儿尚不成熟可以使用溴隐亭,药物不满意者可以手术,胎儿成熟者可以终止妊娠。

(二) 橙色

了解有无垂体压迫症状,一般不主张用溴隐亭治疗。

(三) 黄色

动态随访,了解有无垂体压迫症状。孕期催乳素变化仅供参考。

四、评估与管理

(一) 孕前评估

提倡孕前经产科和内分泌科及神经外科医生共同评估,病情未得到理想控制的患者要明确告知暂时不宜妊娠;疾病稳定可以妊娠的患者也应充分告知妊娠可能导致疾病加重和继发的风险。

(二) 孕期管理

1. 孕期需要产科和内分泌科联合管理。定期随访垂体肿瘤的大小。

2. 孕早期发现不宜继续妊娠的垂体泌乳素瘤应全面评估后建议其终止妊娠。围分娩期若无神经压迫症状一般无需特殊处理。

3. 孕期发现胎儿宫内生长异常,应寻找原因给予积极治疗。孕 28 周后加强胎心监护,增加胎儿脐血流、羊水量和 NST 等胎儿宫内安全状况的监测。若因疾病需要提前终止妊娠,需促胎肺成熟。

4. 终止妊娠时机 依据疾病控制情况及时调整相应治疗方案适时终止妊娠。疾病稳定者根据产科情况决定分娩方式;有各种并发症者应放宽剖宫产手术指征。

(三) 产后指导

产后应建议到内分泌科及神经外科定期随访,及时依据病情调整治疗方案。酌情考虑是否母乳喂养。

第六节 尿 崩 症

尿崩症(diabetes insipidus,DI)是由于下丘脑-神经垂体病变引起精氨酸加压素(又称抗利尿激素)不同程度的缺乏,或由于多种病变引起肾脏对精氨酸加压素敏感性缺陷,导致肾小管重吸收水功能障碍的一组临床综合征。前者为中枢性尿崩症,后者为肾性尿崩症,其临床特点为多尿、烦渴、低比重尿或低渗尿。

一、风险分级

（一）红色

中枢性尿崩症伴有明显的多饮、烦渴、多尿症状，或合并其他垂体功能异常。

（二）橙色

单纯性的妊娠期尿崩症、肾性尿崩症伴有明显的多饮、烦渴、多尿症状，尿比重低，每天尿量超过 4000ml，需用药物治疗。

（三）黄色

无明显症状的高钠血症，临床上除化验检查外无尿崩症的依据。

二、诊断方法

（一）病史

孕前已确诊应了解起病情况、疾病严重程度、近一年的治疗状况，评估病情是否稳定及是否可以妊娠。

（二）临床表现

1. 症状　有多饮、烦渴、多尿症状。若是继发性尿崩症，同时兼有原发病症状。
2. 体征　通常无明确阳性体征。

（三）辅助检查

根据疾病需求和检测条件酌情选择。

1. 血常规、尿常规、尿量、尿钠、尿渗透压、血气分析、电解质等。
2. 内分泌功能　血精氨酸加压素水平测定。
3. 特殊检查　行颅脑 MRI 了解有无垂体肿瘤，视野检查。

三、治疗原则

（一）产科与内分泌科医师和神经外科医生共同处理

轻者药物治疗。维持体液及电解质平衡。定期随访垂体肿瘤的大小。

1. 红色　尽力维持体液及电解质平衡。
2. 橙色　维持体液及电解质平衡，给予药物治疗。
3. 黄色　动态随访，了解血浆渗透压的变化。

（二）及时发现胎儿生长异常并给予积极治疗

四、评估与管理

（一）孕前评估

孕前应当经产科医生和内分泌科医生及神经外科医生共同评估。

1. 病情未得到理想控制应明确告知暂时不宜妊娠。
2. 疾病稳定可以妊娠的患者也要充分告知妊娠可能导致疾病的加重和继发重要脏器功能的进一步损害。

（二）孕期管理

1. 孕期需要产科和内分泌科联合管理，告知妊娠风险和可能的严重并发症。围分娩期若无神经压迫症状一般无需特殊处理。

2. 发现不宜继续妊娠的尿崩症应在孕早期全面评估后建议终止妊娠。

3. 疾病控制不良时应进行胎儿畸形的筛查。及时发现胎儿宫内生长异常，并寻找原因后给予积极治疗。孕 28 周后加强胎心监护，增加胎儿脐血流、羊水量和 NST 等胎儿宫内安全状况的监测。

4. 红色与橙色　应定期检查血液、尿渗透压、尿比重变化及血钠水平及胎儿的生长发育。

5. 黄色　保健管理，动态随访，及时发现有无中枢器质性病变。

6. 终止妊娠时机　依据疾病控制情况，及时调整相应治疗方案，适时终止妊娠。疾病稳定者根据产科情况决定分娩方式，有各种并发症者应放宽剖宫产手术指征。若需要提前终止妊娠需促胎肺成熟。

（三）产后指导

产后应建议到内分泌科及神经外科定期随访，及时明确病因并依据病情调整治疗方案。是否母乳喂养视病情决定。

拓展阅读

[1] 中华医学会内分泌学分会. 妊娠和产后甲状腺疾病诊治指南. 中华内分泌代谢杂志,2012,28（5）:354-367.

[2] 中华医学会内分泌学分会. 妊娠合并糖尿病诊治指南. 中华妇产科杂志,2014,49（8）:561-569.

（徐先明）

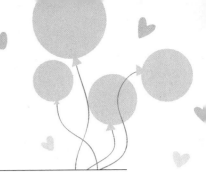

第七章

妊娠合并风湿免疫性疾病

自身免疫性疾病（autoimmune disorders,AID）是指机体免疫系统出现各种疾病状态,共同特征是存在一种或多种自身免疫抗体。以血管和结缔组织慢性炎症病理改变为基础,病变可累及多个系统。

产科常见的自身免疫性疾病包括系统性红斑狼疮（systemic lupus erythematosus,SLE）、未分化结缔组织病（undifferentiated connective tissue disease,UCTD）、抗磷脂综合征（antiphospholipid syndrome,APS）、多发性肌炎-皮肌炎（polymyositis-dermatomyositis,PM/DM）、干燥综合征（Sjögren syndrome,SS）、系统性硬化（systemic sclerosis,SSc）、类风湿关节炎（rheumatoid arthritis,RA）、特发性血小板减少性紫癜（udiopathic thrombocytopenia,ITP）等。混合性结缔组织病（mixed connective tissue disease,MCTD）是一种综合征,可有 SLE、PM/DM、SSc 等临床表现和高效价的抗核糖核蛋白（ribonucleoprotein,RNP）抗体,被认为是某种免疫疾病的中间过程或亚型。广义的 AID 还包括大动脉炎（Takayasu arteritis,TA）、克罗恩病（Crohn disease）、Still 综合征和自身免疫性肝病（autoimmune liver disease,AIH）等。

另外,桥本甲状腺炎（Hashimoto thyroiditis,HT）、甲状腺功能亢进症（Graves 病）、1 型糖尿病等为器官特异性自身免疫性疾病。

妊娠合并 AID 时,自然流产、早产、FGR、羊水过少、胎死宫内、子痫前期、子痫、HELLP综合征等各种并发症明显增加。由于孕前的隐匿性以及妊娠和分娩激素水平的变化,有部分隐匿和不典型病例孕期显性化,部分病例病情复发或加重。

如何在妊娠前、妊娠期及分娩期,甚至产后,及早识别 AID,实施监测与管理,是产科与多学科医师共同面临的问题,也是改善母儿结局的关键。

风险分级：

（一）红色

1. 风湿免疫疾病活动期　有发热、皮疹、口腔溃疡、关节炎、高血压、蛋白尿、白细胞和 / 或血小板和 / 或血红蛋白快速下降、渗出性胸腹膜炎、心包炎、出血性肺泡炎、癫痫或精神症状或心肝肾脑重要脏器功能损害等临床表现；血沉异常升高,补体降低等。

2. 妊娠期初发的风湿免疫疾病　属免疫疾病活动期。

（二）橙色

1. 免疫疾病缓解期　已经停服皮质激素 6 个月以上,无临床活动表现。

2. 免疫疾病控制期　应用少量激素（泼尼松 5~10mg/d）6 个月以上,免疫抑制剂停 6 个月以上,无临床活动表现。

第一节　系统性红斑狼疮

系统性红斑狼疮(SLE)指自身免疫介导的以免疫炎症为突出表现的弥漫性结缔组织疾病,可累及全身多脏器系统,血清中出现以抗核抗体为代表的多种自身抗体。

妊娠期可诱发或加重病情,需要产科和风湿免疫科联合管理。孕期低剂量使用糖皮质激素和羟氯喹已被证实可有效控制病情,减少并发症,提高母胎成活率,且胎儿安全。SLE活动伴多脏器功能损害需要及时终止妊娠。

一、风险分级

(一)红色

SLE 活动或者孕期新诊断的 SLE。

(二)橙色

SLE 稳定或者缓解期。

二、诊断方法

(一)病史

孕前已确诊者应了解起病情况、疾病分类、近半年的治疗状况,分析自身免疫疾病是否稳定,是否可以妊娠。部分女性以反复流产为最初表现。少数患者在孕期初次发病并诊断。

(二)临床表现

1. 症状　病情轻者可无症状,重者有易疲劳、活动后乏力、胸闷、呼吸困难、咳嗽、胸痛、不能平卧、咯血、腹泻、水肿、四肢发冷等表现。表现多种多样,呈多器官受累,常因早期表现不典型,容易误诊和漏诊。

2. 体征　典型皮损为面部蝶形红斑、不对称的多关节痛,30% 有心血管表现,以心包炎最常见,常出现胸膜炎、胸腔积液,35% 有狼疮肺炎,75% 早期仅有尿检异常,表现为蛋白尿、血尿、管型尿,晚期发生尿毒症,15% 有癫痫发作,中枢神经系统症状表现为病情活动及危重并预后不良,30% 有贫血,20% 有血小板减少,40% 有白细胞减少或淋巴细胞绝对数减少。

(三)辅助检查

1. 血常规、尿常规、尿蛋白定量、肝肾功能、血气分析、电解质等。

2. 凝血功能检查　凝血项、抗凝血酶Ⅲ、血小板聚集、凝血因子、D-二聚体、蛋白 S、蛋白 C、β_2 糖蛋白等。

3. 免疫相关检查　血沉、补体、C-反应蛋白、双链 DNA、类风湿因子等。

4. 抗核抗体谱　抗核抗体是SLE最佳筛选实验,抗双链DNA(dsDNA)抗体,抗Sm抗体,抗 SS-A(Ro)及抗 SS-B(La)抗体等。

5. 特殊检查　心电图和 24h 动态心电图,超声心动图,胸部 X 线,胸腹腔、肝胆、肢体血管超声,肺 CT,颅脑 MRI 等。

三、治疗原则

1. 避免过度劳累,尤其需要避免日晒,防止受凉感冒及其他感染,增强机体抵抗力,注意营养及维生素的补充。

2. 注意凝血状态,防止血栓形成。发生胎儿生长迟缓,甚至胎死宫内,要及时发现并给予积极治疗。

3. 在风湿免疫科医师的指导下用药。包括糖皮质激素、非甾体类抗炎药及环磷酰胺、甲氨蝶呤、硫唑嘌呤等免疫抑制剂,孕期治疗根据 FDA 分级选择药物。

四、评估与管理

1. 孕前评估　经产科医生和风湿免疫科医生联合评估,SLE 活动期(妊娠期新诊断的 SLE 归为活动期),应明确告知不宜妊娠。对疾病稳定可以妊娠的患者也要充分告知妊娠可能导致疾病复发加重的风险。

严格掌握以下状况可以妊娠:

(1)病情缓解至半年以上未再用药或者服用泼尼松≤10mg/d。

(2)无肾脏、神经等重要器官功能异常。

(3)妊娠前未使用免疫抑制剂或停用免疫抑制剂半年以上。

2. 孕期管理

(1)需要产科和风湿免疫科联合管理及联合诊治,告知妊娠风险和可能发生的多脏器功能损害的严重并发症。自身免疫疾病活动期常见临床表现有发热、高血压、短期内血小板/血红蛋白快速下降、蛋白尿进行性升高、肝肾功能异常、浆膜渗出,严重者出现狼疮脑病,意识障碍甚至昏迷,狼疮出血性肺泡炎,咯血,低氧等,危及生命。注意与子痫前期等鉴别诊断。

孕早期 SLE 活动、孕中期疾病活动加重,出现重要脏器功能减退者及时终止妊娠。

(2)定期关注临床表现,复查血常规、尿常规、肝肾功能、血沉、补体和凝血等指标。

(3)胎儿常见并发症有流产、早产、胎儿宫内生长受限、低出生体重儿、死胎、新生儿窒息和新生儿死亡等。应及时发现胎儿宫内生长受限,积极治疗。妊娠 28 周后加强胎心监护,增加胎儿脐血流、羊水量和 NST 等胎儿宫内安全度的监测。抗 SS-A/Ro 抗体、抗 SS-B/La 抗体等自身抗体阳性者建议进行胎儿先天性心脏病的筛查。

3. 终止妊娠时机　孕晚期 SLE 活动者,促胎肺成熟后尽快终止妊娠。疾病稳定者根据产科情况决定分娩方法;疾病有活动者放宽剖宫产术指征。

4. 分娩后继续原发病的药物治疗,长期激素治疗者,肾上腺皮质功能受抑制,术后短期内加大激素剂量。预防感染。

5. 产后指导　母亲糖皮质激素治疗低于 20mg/d,可以哺乳。继续风湿免疫科治疗。新生儿狼疮也需要关注。

第二节　抗磷脂综合征

抗磷脂综合征(antiphospohlipid syndrome,APS)为一种非炎症性自身免疫性疾病,临床特征主要表现为反复发作的动脉或静脉血栓形成、妊娠期流产和中晚期死胎、血小板减少等。可单独存在,称为原发性 APS;或继发于其他自身免疫疾病,如系统性红斑狼疮,称为继发性 APS;罕见类型为灾难性 APS,表现为短期内进行性广泛血栓形成,造成多器官功能衰竭甚至死亡。

一、风险分级

(一) 红色
如果新发生血栓为红色。

(二) 橙色
除外红色者。

二、诊断方法

(一) 病史
孕前已确诊者,应了解有否血栓史和流产史。

(二) 临床表现
1. 诊断 APS 必须具备下列至少一项临床标准和一项实验室标准。

(1) 血管栓塞:任何器官或组织发生一次以上影像学或组织学证实的动脉、静脉或小血管血栓。组织学还必须证实血管壁附有血栓,但没有显著炎症反应。

(2) 病理妊娠:①妊娠 10 周前排除母亲解剖、激素异常及双亲染色体异常;发生 3 次以上不可解释的自发性流产;②发生一次以上的 10 周或 10 周以上不可解释的被超声或被直接检查所证实的形态学正常的死胎;③在妊娠 34 周之前因子痫或重度子痫前期或严重的胎盘功能不全所致一次以上的形态学正常的新生儿早产。

2. 症状和体征　轻者可无症状,代表性的症状之一表现为血栓形成多部位、反复动静脉栓塞,也可以有重要脏器受累表现。更多育龄期反复流产、死胎和死产及不良生产史。

(三) 辅助检查
1. 血浆中出现抗心磷脂抗体(anticardiolipin,ACA),至少发现 2 次,每次间隔至少 12 周。

2. 用标准 ELISA 在血清中检测到中 / 高滴度的 IgG/IgM 类抗心磷脂(anticardiolipin,ACA)[IgG 型 ACA>40GPL(IgG 磷脂单位);IgM 型 ACA>40MPL(IgM 磷脂单位);或滴度 > 第 99 百分位数];至少 2 次,间隔至少 12 周。

3. 用标准 ELISA 在血清中检测到 IgG/IgM 型抗 β_2 糖蛋白 1(β_2GP1)抗体,至少 2 次,间隔至少 12 周(滴度 > 第 99 百分位数)。

三、治疗原则

产科与风湿免疫科医生可以共同管理。APS 患者孕期以抗凝治疗为主,必要时联合免疫抑制提高妊娠成功率,产褥期应继续抗凝治疗防止血栓形成。孕前开始或者一旦妊娠即开始服用阿司匹林 100mg/d 以内。使用新型的低分子肝素(low molecular weight heparin,LMWH)。有不良孕产史或肝素治疗后仍有反复流产者,可以静脉注射免疫球蛋白(immunoglobulin,Ig)。

四、评估与管理

(一) 孕前评估
孕前经产科医生和风湿免疫科医生联合评估,对病情稳定可以妊娠者也要充分告知妊娠可能导致疾病复发加重。有血栓者需抗凝治疗。

（二）孕期管理

1. 产科医生和风湿免疫科医生联合管理，告知妊娠风险。及时发现风湿免疫疾病的活动，调整治疗方案。

2. 定期复查血常规、尿常规、肝肾功能、血沉、补体、抗体滴度和凝血等指标。注意与子痫前期等鉴别诊断。

3. 监控流产、早产、胎儿宫内生长受限、低出生体重儿、死胎、新生儿窒息和新生儿死亡等胎儿并发症。及时发现胎儿宫内生长受限及血管微血栓病变，积极治疗。妊娠 28 周后增加胎儿脐血流、羊水量和 NST 等胎儿宫内安全度的监测。抗 SS-A、抗 SS-B 等自身抗体阳性者建议进行胎儿先天性心脏病的筛查。

4. 终止妊娠时机 疾病稳定者根据产科情况决定分娩方法；疾病有活动者放宽剖宫产手术指征，早产时应促胎肺成熟。

5. 围分娩期处理 分娩前需要提前 48~72h 停用抗凝药物，分娩 24h 后及时加用抗凝药物。预防感染。

（三）产后指导

母亲使用糖皮质激素药物低于 20mg/d，可以哺乳。继续抗凝治疗。

拓展阅读

［1］中国系统性红斑狼疮研究协作组专家组 . 中国系统性红斑狼疮患者围产期管理建议 . 中华医学杂志，2015，95（14）：1056-1059.

［2］中华医学会风湿病学分会 . 抗磷脂综合征诊断和治疗指南 . 中华风湿病学杂志，2011，15（6）：407-408.

（林建华）

第八章

妊娠合并神经系统疾病

妊娠合并神经系统疾病包括脑血管疾病、颅内肿瘤、癫痫、重症肌无力等。

风险分级:

(一) 红色

1. 脑血管畸形(动脉瘤,A-V畸形等)及手术史,脑血管意外史。

2. 癫痫全面性发作(全身强直-阵挛性发作)。

3. 重症肌无力(病变发展至延髓肌、肢带肌、躯干肌和呼吸肌)。

4. 颅内肿瘤。

5. 危重病情上报范畴

(1) 危及生命的脑血管意外(脑出血、脑缺血)。

(2) 癫痫持续状态。

(3) 昏迷。

(二) 橙色

1. 癫痫(复杂部分性发作)。

2. 重症肌无力(病变波及四肢骨骼肌和延髓部肌肉)。

(三) 黄色

1. 癫痫(单纯部分性发作)。

2. 重症肌无力(眼肌型)。

第一节　脑血管疾病

妊娠合并脑血管疾病指发生在孕期至产后6周内,是由各种原因导致的急慢性脑血管病变,或血流障碍引发的脑功能障碍。

其中脑卒中指由于急性的脑循环障碍所致的局限性或全面性脑功能缺损综合征,分为出血性和缺血性卒中,亦称脑血管意外。

一、脑出血

指原发性非外伤性脑实质内出血。常见病因:高血压、脑动静脉畸形、脑动脉瘤破裂、烟雾病(脑底异常血管网病)、血液病、静脉窦血栓形成、重度子痫前期、子痫、使用抗凝溶栓药物等。

（一）风险分级

红色。

（二）诊断方法

1. 病史　询问以往有无发作史、高血压、血液系统疾患及是否服用抗凝剂等。

2. 临床表现

（1）症状：发病突然，出现头痛、呕吐和不同程度的意识障碍如嗜睡、昏迷、抽搐发作、肢体瘫痪等。

（2）体征：瞳孔变化、颈项强直、神经系统病理征阳性；不同出血量和部位定位表现。

3. 辅助检查

（1）实验室检查：血常规、血生化、凝血功能、肝功能、血型、输血前全套检查、血气分析。

（2）心电图。

（3）CT：诊断首选方法，显示出血部位、出血量、波及范围、血肿形态及血肿周围组织情况。

（4）MRI：发现结构异常，明确病因。

（5）脑血管造影（digital subtraction angiography，DSA）：显示异常血管和造影剂外漏的破裂血管及部位。外科手术或血管介入治疗前进行。

（三）治疗原则

1. 神经内科、神经外科、产科联合治疗，共同监护。

2. 内科治疗

（1）持续监测生命体征，注意瞳孔变化和意识改变，定时神经系统评估，密切观察病情及血肿变化。

（2）保持呼吸道通畅，清理呼吸道分泌物，吸氧，维持氧饱和度在90%，慎用抑制呼吸药物（吗啡、盐酸哌替啶等）。

（3）调控血压。

（4）降低颅内压，控制脑水肿，预防脑疝选用甘露醇、呋塞米交替应用。

（5）维持水、电解质、血糖、体温平衡。

（6）预防并发症的发生：应用质子泵抑制剂预防应激性溃疡，应用抗生素预防感染，同时预防发生下肢深静脉血栓和肺栓塞。

（7）癫痫发作应用地西泮。

（8）止血治疗。

3. 外科治疗　根据出血部位、出血量、病因、神经功能影响程度确定手术方案。如清除血肿，脑室引流等，解除脑组织受压，缓解颅内高压及脑疝，防止继发性脑损伤。

4. 产科处理

（1）脑出血稳定情况下尽早终止妊娠，以剖宫产为宜。

（2）胎龄小，以挽救母亲生命为重，适当延长胎龄。

（3）孕妇脑部手术可在剖宫产前、后或与剖宫产同时进行，虽然终止妊娠有很大风险，但宫内继续妊娠会使胎儿病情更恶化。

（4）非高血压引起的脑出血在病情稳定时，亦可阴道分娩，缩短产程助产。

（四）评估与管理

1. 孕前评估　询问有无引起脑出血的基础疾病，以往是否有脑出血病史。

2. 孕期管理　由于起病多为突然发生，紧急神经内科、神经外科会诊，选择合适的辅助检查，明确诊断，决定抢救方案，包括母亲和胎儿。立即按规范上报危重病情，需在三级综合医疗机构诊治。

3. 产后指导　神经科和产科共同监护。

二、脑血管畸形

脑血管畸形是由于脑血管发育障碍引起脑局部血管数量和结构异常，影响正常脑血流，易破裂出血形成脑内出血或血肿，又称脑动静脉畸形或脑血管瘤。由于妊娠后体内激素改变、高血压等因素易诱发，有多种临床类型，常见动静脉畸形。

（一）风险分级

红色。

（二）诊断方法

1. 病史　询问既往有无类似发作史及脑部手术史，有无长期头痛及癫痫史。

2. 临床表现

（1）持续或反复发作的顽固性头痛，有些出现颅内血管杂音。

（2）颅内出血：表现为突发的剧烈头痛、恶心、呕吐、失语、偏盲、偏瘫、颈项强直，甚至昏迷。

（3）癫痫发作可为首发症状，突发意识丧失、四肢抽搐、口吐白沫。

3. 辅助检查

（1）颅脑 CT 可发现血肿及畸形血管可能性。

（2）颅脑 MRI 优于 CT，能显示畸形血管与周围脑组织的关系，区别出血与钙化。

（3）脑血管造影是最可靠的诊断方法，动脉期可见血管团、供血动脉及早期显现的引流静脉。

（三）治疗原则

1. 药物治疗　止血、降颅压、抗癫痫。

2. 外科治疗

（1）手术切除病灶：适用位于脑表面的小畸形血管团和位于非重要功能区者。

（2）血管内栓塞治疗：适用高血流量、大畸形血管团，位于重要功能区或手术不能达到的部位。

（3）立体定向放射治疗（伽马刀），应用于既不能血管内栓塞，又不能手术切除的初次发病病例。

（4）血管畸形破裂出血已导致脑疝危象时，先开颅清除血肿，待病情稳定后再行进一步检查治疗。

（5）根据脑血管畸形的具体情况，选择两种或两种以上方法联合应用。

3. 产科处理

（1）孕前发现的脑血管畸形需手术治疗后才能妊娠。

（2）妊娠后期发病，且胎儿近成熟，先行外科手术治疗，待疾病稳定后剖宫产终止妊娠。

（3）以往有过脑血管畸形手术史的孕妇亦需行颅脑 MRI 复查，评估。

（四）评估与管理

1. 孕前评估 询问既往有无类似发作史，脑部手术史，有无长期头痛、癫痫史，如有需行颅脑 MRI 检查，与神经科会诊能否妊娠。

2. 孕期管理 如突发剧烈头痛、意识丧失即请神经科会诊。联合制订抢救方案（孕妇的手术方案及终止妊娠的时机）。

3. 产后指导 神经科和产科共同监护。

三、脑动脉瘤

脑动脉瘤不是肿瘤，是局部异常改变产生的脑血管瘤样突起，大多由于动脉壁先天性缺陷和腔内压力增高，引起瘤状突出，易破裂出血，是造成脑出血的重要原因。常见病因有先天性因素，动脉硬化、感染、创伤等。

（一）风险分级

红色。

（二）诊断方法

1. 病史 询问既往病史、家族史。

2. 临床表现

（1）动脉瘤未破裂，大多没有症状和体征，少数患者因动脉瘤长大压迫脑神经出现特征性表现：眼睑下垂、瞳孔散大、内收上下视不能。

（2）出血前兆症状：轻微偏头痛、眼眶痛、动眼神经受压麻痹、偏瘫失语。

（3）一旦破裂出血表现为脑出血征象：剧烈头痛，频繁呕吐，大汗淋漓，重者昏迷，颈项强直，克氏征（+）。

3. 辅助检查 颅脑 CT 血管成像、磁共振血管成像可确定动脉瘤位置、大小、出血状况，脑血管造影能确诊并指导手术。

（三）治疗原则

1. 对未破裂无症状的动脉瘤采用介入治疗防止破裂出血。

2. 破裂出血的一般治疗

（1）去除诱发因素，控制血压，防止再出血，解除动脉血管痉挛。

（2）保护脑组织应用脱水剂。

3. 手术治疗

（1）介入栓塞术：防止动脉再次破裂出血和彻底消除动脉瘤。

（2）动脉瘤夹闭术：对动脉瘤瘤体较大，出血多的病人采用外科手术进行动脉瘤夹闭和血肿清除。

4. 产科处理

（1）根据动脉瘤有无破裂，结合孕周、胎儿宫内情况决定处理方案。

（2）孕期发生动脉瘤破裂及早终止妊娠。

（3）未破裂动脉瘤：孕周 <24 周在严密监护下可继续妊娠，孕 24~32 周根据母亲和胎儿发育情况决定是否继续妊娠，大于 32 周可先行剖宫产再治疗动脉瘤。

（四）评估与管理

1. 孕前评估　询问既往有无动脉瘤及相关症状、病史，有无家族史，神经科、产科共同评估，决定能否妊娠。如有动脉瘤应先手术切除后再评估。

2. 孕期评估

（1）动脉瘤未破裂，定期产检、定期影像学检查，动态评估是否能继续妊娠。避免吸烟、预防高血压。

（2）动脉瘤破裂立即进行紧急抢救。

3. 产后指导　神经科与产科共同监护治疗、随访。

四、脑梗死

又称缺血性脑卒中，是指各种原因引起的脑部血液供应障碍导致脑组织缺血缺氧性坏死，出现相应神经功能缺损。临床常见类型有脑血栓形成、脑栓塞、腔隙性脑梗死。

（一）风险分级

红色。

（二）诊断方法

1. 病史　询问过去有无类似发作史。

2. 临床表现

（1）头痛、头晕、恶心呕吐、失语、意识障碍、昏迷。

（2）脑神经症状：双眼向病灶侧凝视、中枢性面瘫、伸舌偏斜、饮水呛咳、吞咽困难等。

（3）躯体症状：肢体偏瘫、感觉减退、大小便失禁等。

3. 辅助检查

（1）常规检查：血常规、血生化、凝血指标、血脂、血糖、心电图、血气分析等。

（2）颅脑 CT：发病后尽早进行，多数病例发病 24h 后逐渐显示低密度梗死灶。

（3）颅脑 MRI：可清楚显示早期缺血性梗死，更敏感。

（4）磁共振血管、脑血管造影和颅脑 CT 血管成像可发现血管狭窄、闭塞及其他的血管杂音。可为卒中的血管内治疗和外科手术治疗提供依据。

（三）治疗原则

1. 一般治疗

（1）供氧呼吸支持。

（2）心电监测。

（3）控制体温。

（4）调控血压保证脑血流灌注。

（5）保证营养、调节血糖、水、电解质平衡。

2. 神经内、外科会诊

（1）早期抗凝治疗。

（2）血管内介入治疗，对抗凝无效或已有颅内出血，不宜行抗凝治疗的，应尽快评估行血管内介入治疗，包括接触性溶栓术和机械性取栓术。

（3）对于伴有严重脑水肿、中线移位者行去骨瓣减压术。

3. 产科处理　根据脑血管疾病状况及产科情况决定分娩方式和时机，一般以剖宫产为主。根据孕妇病情轻重决定胎儿去留,分娩时由新生儿科医师在场抢救。

(四)评估与管理

1. 孕前评估

(1)详细询问孕前脑梗死病史及目前恢复状况。

(2)神经内科、神经外科、产科医师联合评估,决定能否妊娠。

2. 孕期管理

(1)通过孕前评估的孕妇,在神经内科、产科共同监护下行定期产前检查,动态评估疾病情况。

(2)未经过孕前评估的孕妇,一旦疾病发作,多科室联合抢救。

(3)按照红色预警风险或危重病例上报。

(4)需在三级综合性医院或危重抢救中心检查治疗。

(5)胎儿宫内情况监护。

3. 产后指导　继续由神经内科和产科共同监护、治疗、随访。

第二节　颅内肿瘤

由于妊娠期的生理变化,可促进颅内肿瘤的生长加速,使症状恶化。

一、风险分级

红色。

二、诊断方法

(一)病史

询问孕前有无脑肿瘤病史及治疗情况等。

(二)临床表现

1. 颅内压增高症状,头痛、呕吐、视神经乳头水肿,早期头痛为间歇性或晨起为重,随病情发展多为持续性头痛,呕吐多为喷射性,与饮食无关。

2. 少数突然出现卒中样发作,进行性发展,逐渐加重。

3. 出现局部神经系统的症状,如感觉异常,膝腱反射增强等。

4. 神经系统检查有定位的阳性体征。

(三)辅助检查

1. 眼底检查。

2. 影像学检查　MRI 首选,病情危急直接选择颅脑 CT 扫描。

三、治疗原则

1. 产科与神经内、外科密切合作。

2. 手术是常用有效方法,根据肿瘤部位、组织类型、临床表现、孕周、胎儿成熟度及本人和家庭的意愿,制订具体的治疗方案,包括神经外科的手术时机,产科终止妊娠的时机、方式。

3. 有下列情况需尽早手术

（1）恶性肿瘤。

（2）进行性脑积水。

（3）良性肿瘤生长发展快。

（4）临床症状加重出现脑疝征兆或进行性神经损伤。

4. 妊娠早、中期如病情平稳，孕妇、家庭对妊娠意愿强烈，可继续妊娠至胎儿有存活可能（需根据具体情况），其间需严密监护。根据病情需要可考虑应用地塞米松，既降低颅内压，又可促胎肺成熟，有继发性癫痫应用抗癫痫药物。

5. 良性肿瘤全切除后可继续妊娠，若未能完全切除，则应视母亲、胎儿情况全面衡量；若术后颅内压仍升高，又是孕早期，则终止妊娠为妥；若已达孕晚期，也可继续妊娠至胎儿存活孕周终止。

6. 分娩方式以剖宫产为宜，全身麻醉较安全。如肿瘤小，无颅内高压，产科条件较好，也可考虑采取无痛分娩下阴道分娩，但第二产程需助产，避免屏气引起颅内压增高。

四、评估与管理

（一）孕前评估

1. 询问有关颅内肿瘤病史症状体征。

2. 孕前已诊断颅内肿瘤的患者，未经治疗或虽经治疗病情不稳定者，均不宜妊娠。

3. 经治疗疾病较稳定者，需由神经内科和产科共同评估决定能否妊娠。可妊娠者需密切随访，应告知妊娠可能导致肿瘤复发和进一步恶化。

（二）孕期管理

1. 风险分级属红色预警，直接在综合性三级医院产检，如疾病恶化及时终止妊娠。

2. 与神经科共同监护下定期产前检查，复查颅脑影像学检查，了解病灶大小对周围脑组织影响等。

3. 关心孕妇情绪，注意生活规律。

4. 经常与家属沟通告知病情。

5. 胎儿监护　做好胎儿产前诊断，监护胎儿生长发育，监护胎儿宫内情况。

（三）产后指导

1. 开颅手术和剖宫产手术后，神经外科和产科医师需严密监护患者脑灌注状况及生命体征。

2. 预防术后感染。

3. 如恶性肿瘤术后辅助放疗、化疗等，注意新生儿不能母乳喂养及新生儿的随访工作等。

第三节　癫　　痫

癫痫是一种慢性的脑部疾病，由不同病因引起脑部神经元高度同步化异常放电导致反复、发作性、短暂性、刻板性的脑功能失调，称为癫痫发作。由特殊的病因、特殊发病机制组成的特定癫痫现象称癫痫综合征。

一、风险分级

(一) 红色

1. 癫痫全面性发作。
2. 危重病情上报范畴　癫痫持续状态。

(二) 橙色

癫痫复杂部分性发作。

(三) 黄色

癫痫单纯部分性发作。

二、诊断方法

(一) 病史

首次发作年龄、发作前先兆、过程、频率、诱因、服用药物等;既往史应包括母亲妊娠是否异常及妊娠用药史;家族史应包括各级亲属中是否有癫痫发作史。

(二) 临床表现

1. 局部肢体抽动,多见于一侧嘴角、眼睑、手指或足趾,也可涉及一侧面部或一侧肢体远端。

2. 突然发生意识丧失或全身抽搐伴尿失禁,口吐白沫,甚至瞳孔散大,对光反射消失,呼吸暂时中断,皮肤苍白转为发绀。

3. 发作后可出现高热,脱水,心率增快,血压升高,汗液、唾液、支气管分泌物增加。

4. 发作类型　癫痫发作有多种形式,本文根据国际抗癫痫联盟(ILAE 1981 年国际分类)对癫痫发作分类进行风险预警评估。

(1) 癫痫单纯部分性发作:发作时程短,一般不超过 1min,发作起始与结束均较突然,表现为肢体抽动、麻木、针刺感,发作时无意识障碍,发作后能复述发生的细节。

(2) 癫痫复杂部分性发作:发作时意识障碍。对外界刺激无反应,发作后不能复述发作细节,如出现发作性无目的的行为异常:反复咂嘴、咀嚼、磨牙或吞咽,反复搓手,拂面,穿衣,脱衣等动作。

(3) 癫痫全面性发作

1) 失神发作(小发作):突然发生迅速终止的意识丧失。典型失神发作表现为活动突然停止、发呆、呼之不应,手中物体落地或机械重复原有的简单动作,每次发作持续数秒,每天发作数十至上百次。发作后立即清醒,无不适,可继续先前的活动,醒后不能回忆。

2) 全身强直-阵挛发作(称大发作):以意识丧失和全身抽搐为特征,分为三期。

①强直期:全身骨骼肌呈现持续性收缩。

②阵挛期:肌肉交替性收缩与松弛,呈一张一弛交替性抽动,震颤幅度增大并延及全身,成为间歇的痉挛即进入阵挛期。每次痉挛都继发短促的肌张力松弛,阵挛频率逐渐减慢,松弛期逐渐延长,此期持续 0.5~1min。

③发作后期:阵挛期以后,尚有短暂的强直阵挛,造成牙关紧闭和大小便失禁。

3) 癫痫持续状态:指癫痫全身性发作,在两次发作期间意识不清楚,单次发作持续 30min,或在短时间内频繁发作,属危重症。

（三）辅助检查

1. 脑电图有癫痫的特征性改变。见到尖波、棘波、尖-慢波或棘-慢波等癫痫样放电，不同的类型癫痫脑电图表现各异。24h 长程脑电监测与视频脑电监测可提高诊断率。

2. 神经影像学检查　颅脑 MRI 或 CT 扫描能确定脑结构性异常或损害，协助病因诊断。

三、治疗原则

1. 产科与神经科密切合作，共同监护治疗。

2. 根据发作类型选用抗癫痫药物（AED）控制发作。

3. 药物应用原则

（1）妊娠前已使用的药物，不要轻易变换或停药。

（2）告知家属抗癫痫药对胎儿的影响及癫痫的遗传性。

（3）监测血药浓度，有条件每月一次。

（4）第一代 AED，如丙戊酸钠、卡马西平等属于 D 类，对胎儿有致畸作用，目前换用第二代 AED，如拉莫三嗪、奥卡西平、托吡酯，属于 C 类（对胎儿有潜在危险，需权衡利益和风险）。

（5）妊娠期宜单药治疗，选择既能控制发作又无不良反应的最低有效量。应从小剂量开始，缓慢增量至最合适的治疗剂量。

4. 癫痫有自限性，传统认为首次发作不需用药，近期不少学者主张一旦明确诊断即开始治疗。

5. 癫痫持续状态治疗

（1）保持呼吸道通畅，吸氧，必要时气管切开，监测生命体征。

（2）建立静脉通道，以生理盐水维持。

（3）防治并发症：脑水肿、高热、低血糖、电解质紊乱、酸中毒。

（4）静脉给药，快速进入脑内，阻止癫痫发作，如地西泮。

（5）强直-阵挛发作需防止外伤等并发症。不可强压患者肢体，避免骨折脱臼。

四、评估与管理

（一）孕前评估

1. 癫痫患者计划妊娠前由神经科和产科医师共同会诊、评估决定能否妊娠。

2. 孕前 3 个月开始补充叶酸。

3. 纠正不良习惯，保证充足营养和睡眠，情绪稳定，避免癫痫发作。

（二）孕期管理

1. 定期产检，由神经科和产科医师继续共同监护。

2. 孕期继续服用抗癫痫药物，避免使用诱发癫痫药物如青霉素类、喹诺酮类。

3. 按癫痫发作类型进行风险预警评估，到相关级别的医院就诊。

4. 监护胎儿宫内生长发育状况，关注孕妇癫痫发作，避免缺氧导致胎儿缺氧甚至宫内窒息。

5. 督促孕妇认真数胎动、胎心监测及胎儿生长发育指标评估等。

（三）产时监控

根据孕周、发作频次、母婴情况决定终止妊娠时机和方式。下列情况考虑择期剖宫产：

1. 分娩时有癫痫大发作。

2. 有神经精神障碍，不能很好合作。

3. 既往疲劳或精神紧张时有癫痫大发作史。

（四）产后指导

1. 监测血药浓度，调整抗癫痫药物剂量，继续神经内科诊治。

2. 产妇病情轻重不同，抗癫痫药物使用的量也不同，在乳汁中的药物浓度各异，是否母乳喂养根据具体情况而定。

3. 产褥期需有家人陪伴，注意产妇和新生儿安全。

第四节 重症肌无力

重症肌无力（myasthenia gravis，MG）是一种神经-肌肉接头传递障碍的获得性自身免疫性疾病。

临床特征为部分或全身骨骼肌无力和极易疲劳，活动后症状加重，休息和抗胆碱酯酶药物治疗后减轻。

一、风险分级

（一）红色

重症肌无力：病变发展至骨骼肌、肢带肌、躯干肌和呼吸肌。

（二）橙色

病变波及四肢骨骼肌和面部肌肉。

（三）黄色

眼肌型，病变仅限于眼外肌，表现上睑下垂和复视。

二、诊断方法

（一）病史

询问既往发作史及表现症状。

（二）临床分型（Osserman 分型，成年型）

1. Ⅰ型（眼肌型） 病变仅限于眼外肌，表现为上睑下垂和复视。

2. Ⅱa 型（轻度全身型） 可累及眼、面、四肢肌肉，无明显咽喉肌受累。

3. Ⅱb 型（中度全身型） 四肢肌群受累明显，除伴有眼外肌麻痹外，还有咽喉肌无力症状，如说话含糊不清、吞咽困难、饮水呛咳、咀嚼无力，但呼吸肌受累不明显。

4. Ⅲ型（急性重症型） 发病急，常在首次症状出现数周内发展至延髓肌、肢带肌、躯干肌和呼吸肌，肌无力严重，有重症肌无力危象，需作气管切开，死亡率较高。

5. Ⅳ型（迟发重症型） 两年内由Ⅰ型、Ⅱa 型、Ⅱb 型发展而来，症状同Ⅲ型，常合并胸腺瘤、预后较差。

6. Ⅴ型（肌萎缩型） 少数患者肌无力伴肌萎缩。

（三）临床表现

重症肌无力病变主要侵犯骨骼肌，表现为：

1. 受累骨骼肌病态疲劳，连续肌肉收缩出现严重肌无力甚至瘫痪，经短暂休息后症状可减轻或暂时好转。

2. 肌无力症状易波动，晨起、休息后减轻，下午傍晚加重，称之为"晨轻暮重"。

3. 由于病变累及不同部位骨骼肌，出现不同症状，轻者单纯眼肌型仅上睑下垂，发展至呼吸肌严重无力，出现重症肌无力危象。

（四）辅助检查

由神经内科根据病情决定是否实施。

1. 疲劳试验（Jolly test）　受累肌肉重复活动后，肌无力症状明显加重。嘱患者持续上视，出现上睑下垂，或两臂持续平举后出现上臂下垂。

2. 抗胆碱酯酶药物试验（新斯的明试验）。

3. 乙酰胆碱受体（AChR）抗体滴度测定。80% 以上患者 AChR 抗体浓度明显升高。

三、治疗原则

1. 妊娠合并重症肌无力孕妇应在二级以上医院神经内科和产科共同监护下定期产检，避免过度疲劳，情绪波动加重病情。

2. 孕早期严重的重症肌无力，应终止妊娠。

3. 随孕周随时调整药物剂量，妊娠期不随意变更原治疗方案。抗胆碱酯酶类药物：口服吡啶斯的明 30~60mg，3~4 次 /d，副作用小。

4. 如重症型发生呼吸困难，重症肌无力危象危及生命时，应及早气管切开，人工辅助呼吸，增加皮质激素剂量。

四、评估与管理

（一）孕前评估

1. 重症肌无力对生育能力无影响，期望妊娠的患者应由神经内科、产科共同评估能否妊娠。

2. 根据病情的轻重、分型及所用药物对妊娠的安全性进行评估。

3. 对妊娠前是否需行胸腺切除尚存争议。

（二）孕期管理

1. 孕期仍坚持服药，随孕周增加调整药物剂量。

2. 严重的重症肌无力已经是妊娠早期，劝其终止妊娠。

3. 积极预防子痫前期发生，避免加重重症肌无力病情。避免过度疲劳，情绪波动。

4. 评为橙色预警的重症肌无力，在二级综合性医院神经内科和产科共同监护治疗。红色预警分类孕妇需在三级综合性医院诊治。

5. 胎儿监护

（1）定期进行 B 超检查，了解胎儿宫内生长发育情况和宫内情况。

（2）孕 32 周起做胎心监护。

（三）产时处理

1. 重症肌无力不是剖宫产的绝对指征。阴道分娩第二产程需助产。有产科指征采取剖宫产，术后转重症监护室。

2. 临产后加强孕妇生命体征观察，注意有无呼吸困难及缺氧情况。

3. 临产中注意胎儿有无宫内缺氧窒息情况。

4. 观察新生儿有无肌无力征象。

（四）产后指导

1. 神经内科继续诊治。

2. 重症肌无力产妇的抗 AChR IgG 抗体能进入乳汁影响新生儿，不宜母乳喂养。

拓展阅读

［1］吴江,贾建平. 神经病学. 3 版. 北京:人民卫生出版社,2015.

［2］孙晓燕,迟心左,徐建堃. 妊娠合并脑神经胶质细胞瘤的临床处理. 中华围产医学杂志,2014,17(8):553-558.

［3］陈兆耀,姜亚军. 癫痫和抗癫痫药物使用对胎儿的影响. 中华神经医学杂志,2014,13(2):214-216.

［4］中国医师协会神经内科分会癫专委会. 妊娠期女性抗癫(痫)药物应用中国专家共识. 中国医师杂志,2015,17(7):969-971.

［5］华绍芳,韩玉环. 妊娠合并重症肌无力的临床研究进展. 国际妇产科学杂志,2014,41:218-220.

（潘琢如）

第九章

妊娠合并精神障碍

精神疾病(mental illness)是指在各种生物学、心理学以及社会环境因素影响下,大脑功能失调或紊乱,导致认知、情感、意志和行为等出现不同程度障碍的一组疾病,常常需要用医学的方法进行干预。精神障碍除精神分裂症外,还包括抑郁障碍、精神活性物质所致的精神和行为障碍、心境障碍、神经症性障碍、人格障碍等。

风险分级:

(一) 红色
1. 精神分裂急性期。
2. 抑郁障碍发作。

(二) 橙色
1. 精神分裂缓解期。
2. 抑郁障碍稳定期(需要药物治疗者)。

(三) 黄色
抑郁障碍稳定期(无需药物治疗者)。

第一节　精神分裂症

精神分裂症是由一组症状所组成的临床综合征,临床上往往表现为症状各异的综合征,涉及感知觉、思维、情感和行为等多方面的障碍以及精神活动的不协调。病程一般迁延,呈反复发作、加重或恶化,部分患者最终出现衰退和精神残疾,但有的患者经过治疗后可保持痊愈或基本痊愈状态。

一、风险分级

(一) 红色
精神分裂急性期。

(二) 橙色
精神分裂缓解期。

二、诊断方法

（一）病史

孕前已明确诊断者,应了解起病情况、疾病分类、治疗效果,评估目前病情是否稳定及是否可以妊娠。

（二）临床表现

1. 精神分裂症急性期的特征性症状

（1）妄想、幻觉、言语混乱、严重的行为混乱或者木僵状态。

（2）阴性症状:情感淡漠、不言不语或意志减退。

如具备以上症状中的两个,且每个症状必须在一个月中的大部分时间内出现,即可诊断。

2. 患者在起病后的相当一段时间内,一个或多个社会、职业功能受到影响,如工作、人际关系或者自理能力,显著低于发病前的水平。

3. 精神分裂症缓解期的特征性症状　急性期的精神疾病治疗至少6周以上,精神症状有效控制后,患者进入一个相对稳定期,在此基础上,给予维持剂量治疗。

三、治疗原则

1. 急性期尽快缓解主要症状,争取最佳预后。

2. 巩固疗效,防治已缓解的症状复燃或波动,促进社会功能的恢复。

3. 预防自杀,防止危害自身或他人的冲动行为的发生。

四、评估与管理

（一）孕前评估

由产科医生和精神科医生共同评估,急性期或发作期不应妊娠;经药物治疗,病情控制稳定,停药后再怀孕为宜,一般抗精神病药物停药3个月以上再考虑怀孕。精神分裂症缓解期患者可以妊娠,但须充分告知妊娠可能导致疾病的加重。

（二）孕期管理

1. 孕期关注患者临床表现,避免诱发因素,除产科常规管理外,作为重点孕产妇请精神科专科会诊,与精神科协同治疗,每2~4周精神科随访评估,并辅以心理治疗。

2. 对于知晓自己病情,对既往病史较清楚的患者,管理相对容易,妊娠期间患者-家人-医生三者可以良好地配合。

3. 对于清楚自己既往精神分裂症病史,但一直对配偶及配偶的家人等隐瞒病史的患者,及时发现,及早识别,给予人文关爱,注意保护隐私。关心患者的寝居营养,叮嘱家属在服药、安全方面对患者进行照顾。

4. 如妊娠期精神分裂症发作,转精神科治疗,药物首选氯丙嗪,避免使用对胎儿有损伤的药物。

（三）分娩期处理

1. 产妇在分娩过程中,可能因紧张、焦虑、恐惧等心理加重病情,再则妊娠合并精神分裂症多存在依从性差、认知不足等情况,常导致患者出现一些极端行为,危及母婴健康。

2. 病情控制不满意,有自杀或有伤害婴儿倾向时,须24h家属陪伴监护并由他人照料婴儿,防止发生伤害事件。

(四)终止妊娠时机

根据疾病变化情况,适时终止妊娠。

(五)分娩方式

无产科指征者可以阴道分娩,酌情助产以缩短第二产程。

(六)产后指导

1. 产后需对病人家属进行及时的健康教育,完善病人的支持体系,使病人在家属的配合下,减轻负面情绪。

2. 严密监测病人病情,做好风险事件防护,针对患者焦虑、抑郁等心理,进行沟通指导,舒缓患者过激行为,结合合理的健康指导及家庭护理,让患者得到社会及家庭支持,帮助其树立疾病救治信心,让患者逐渐过渡到正常生活。

3. 病情稳定、有能力照顾婴儿者,应允许其照顾自己的孩子及施行母乳喂养,家人应热情支持与协助。

第二节 抑 郁 障 碍

抑郁障碍(depressive disorder)也称抑郁症,是最常见的一种精神障碍。在《精神障碍诊断与统计手册》(第5版)中,抑郁障碍作为独立分类疾病单元呈现,涵盖了破坏性心境失调障碍、持续抑郁障碍、经前期心境恶劣障碍、物质/药品导致的抑郁障碍和由其他躯体问题引起的抑郁障碍等。

在妊娠、分娩过程中,体内内分泌环境发生了很大变化,尤其产后,雌激素、孕激素水平急剧下降,导致多巴胺受体出现超敏状态,增加了多巴胺转运体在脑部的表达,随即带来神经递质的改变可能促使某些个体发生心境障碍。同时,孕期进行性升高的母体血浆皮质醇浓度在分娩后迅速下降。这些激素剧烈变化过程会对其神经递质和体内环境的稳定性产生影响,进而使得抑郁症复发或诱发易感妇女产褥期抑郁症。

一、风险分级

(一)红色

抑郁障碍发作。

(二)橙色

抑郁障碍稳定期(需要药物治疗者)。

(三)黄色

抑郁障碍稳定期(无需药物治疗者)。

二、诊断方法

(一)病史

对妊娠初次产检孕妇详细了解病史。

（二）临床表现

复杂多样，异质性较大。有核心、心理和躯体症状群 3 个方面，诊断至少应包括核心症状群中的两个症状，基本无定位体征。

1. **核心症状群**　情感低落（典型病例有晨重夜轻的节律性），兴趣和愉快感消失，导致劳累感增加和活动减少的精力降低。

2. **心理症状群**　焦虑（经常出现严重的焦虑，甚至是惊恐发作）；注意和集中注意力降低；自我评价和自信降低，自罪观念，无价值感，感觉前途暗淡悲观；自杀或伤害婴儿的观念或行为；强迫观念；精神病性症状（幻觉、妄想等）；感知综合障碍。

3. **躯体症状群**　发生概率高时可成为首发症状或就诊主诉。有睡眠障碍，食欲、体质量及性欲下降。

非特异性的躯体症状有头痛、腰背痛、恶心、口干、便秘、胃部烧灼感、肠胃胀气等。

三、治疗原则

目的：最大限度减少病残率和自杀率，彻底消除临床症状；提高生存质量，恢复社会功能；预防复发。

1. 个体化治疗和心理辅导，治疗前知情告知。

2. 治疗各种抑郁障碍的药物有效率为 60%~70%。足量足疗程治疗，药物采用最小有效量，剂量逐步递增，尽可能单一用药，使不良反应减至最少，疗效不佳可考虑转换治疗、增效治疗或联合治疗，但需要注意药物相互作用；提高服药依从性；治疗期间密切观察病情变化，及时处理不良反应。

3. 联合心理治疗增加疗效，积极治疗与抑郁共病的其他躯体疾病、物质依赖、焦虑障碍等。心理治疗是产后抑郁障碍非常重要的手段。通过心理咨询，增强患者对治疗及康复的信心和主观能动性。

四、评估与管理

（一）孕前评估

抑郁障碍患者可以怀孕，孕前应对服药患者进行妊娠风险评估，权衡药物对胎儿的影响，明确停药对孕妇带来的危害；尤其注意不能随意停药，以免诱发抑郁症。

（二）孕期管理

1. 产科与精神科医师共同监控，动态评估，及时调整药物，加强孕期保健检查。

2. 目前常用抗抑郁药，尚无明确与胎儿畸形相关的证据，但碳酸锂、卡马西平等用于双相抑郁障碍和难治性抑郁症辅助治疗与胎儿畸形有关。

（三）产时监控

分娩过程中多鼓励、关爱产妇，医护人员要充满爱心和耐心，并在生理及心理上全力支持。可实施陪伴分娩，分娩及产后镇痛。

（四）产后指导

1. 产后由于体内激素水平的急剧变化、产后适应不良、睡眠不足、照顾婴儿过于疲劳等，可促使抑郁发作，或加重原有病情。

产后宣教中应当告知产妇注意休息，家属也应当参加健康教育学习，完善病人的支持体系。抑郁发作并伴有精神病性症状、生活不能自理或出现自杀及伤害婴儿的想法及行为时，务必转诊至精神专科医院治疗。

2. 保证婴儿安全原则 所有的精神科药物均会渗入乳汁，婴儿通过母乳接触药物后对发育的远期影响尚不清楚。应当尽量避免在哺乳期用药，若必须在哺乳期用药，应在医生指导下，采取最小有效剂量，以使婴儿接触的药量最小，而且加量的速度要慢。鼓励母乳喂养，以便提高新生儿的免疫能力。

拓展阅读

［1］American Psychiatric Association. Diagnostic and statistical manual of mental disorders. 5th ed. Washington DC：American Psychiatric Association Publishing，2013.

［2］吴江，贾建平．神经病学．3 版．北京：人民卫生出版社，2015.

（陈焱）

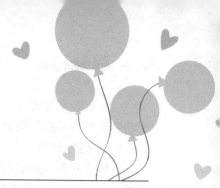

第十章

妊娠合并恶性肿瘤

恶性肿瘤又称癌症,是一种因细胞生长增殖机制失衡而引起的疾病,死亡率很高。根据肿瘤组织发生的来源命名,肉瘤是来源于间叶组织的恶性肿瘤,母细胞瘤是指来源于幼稚组织的恶性肿瘤。来源于上皮组织的约占恶性肿瘤的90%。

经治疗的恶性肿瘤患者,孕前应评估病情,疾病缓解或稳定期可以妊娠,如疾病复发或发生远处转移,则不宜妊娠。

临床常见的妊娠合并恶性肿瘤包括宫颈癌、子宫内膜癌、卵巢恶性肿瘤、乳腺癌及妊娠滋养细胞疾病等。

风险分级:

红色:①妊娠期间发现的恶性肿瘤;②治疗后复发或发生远处转移。

橙色:恶性肿瘤治疗后无转移无复发。

以下将根据风险预警分类予以叙述。

一、恶性肿瘤红色预警

(一)诊断方法

1. 病史 妊娠期间同时发现恶性肿瘤,或者治疗后复发,或发生远处转移。

2. 临床表现

(1)症状

1)早期新发、复发或转移的肿瘤常无明显症状,多在产前检查中偶然发现。主要症状取决于肿瘤所在部位,症状的轻重决定于是否为原发性或转移性肿瘤的大小、位置、侵犯程度、组织学类型和有无并发症。

2)肿瘤压迫或浸润周围组织可引起疼痛、感觉异常、器官功能障碍和关节活动障碍等。

3)晚期肿瘤可表现为体重下降、消瘦、贫血等恶病质征象。

癌旁综合征是指发生在肿瘤原发或远隔部位的非特异性临床表现,如发热、食欲不振、体重下降、癫痫、肢体活动障碍等。

(2)体征:不同种类的肿瘤在体格检查时有相应的特异性表现。产前检查时除了产科检查还应行全身的系统性体检,避免遗漏远隔部位的肿瘤及淋巴结转移。心功能、运动系统和神经系统检查有助于评估患者继续妊娠的承受能力。

3. 辅助检查

(1)病理组织学检查是肿瘤确诊的依据,胎盘及胎盘附着处应当送病理学检查。妊娠期合并恶性肿瘤的诊断和分期主要依赖于超声、磁共振、X线片、血涂片和内镜检查。

（2）实验室常规及生化检查有助于评估患者各器官的生理状况,激素水平的检查有助于功能性肿瘤和癌旁综合征的鉴别性诊断。

（二）治疗原则

妊娠合并恶性肿瘤治疗方案要尽可能避免损伤胎儿。肿瘤治疗不应该因为妊娠而推迟或更改,没有证据表明现有的放化疗方案对于妊娠期患者是完全安全的。

1. 孕早期化疗可能增加流产的风险,化疗的致畸作用取决于治疗的时机和累积剂量,一般认为孕 2~8 周最容易导致胎儿器官发育障碍。

2. 孕中晚期的放化疗可能增加胎儿宫内生长受限、低出生体重儿和死胎风险。对于孕中晚期诊断恶性肿瘤的患者,在充分评估母亲风险和胎儿出生存活率后,可予化疗或放疗。

3. 孕 34 周后化疗或放疗可能影响新生儿造血功能,故建议暂停化疗或放疗。可在孕32 周前予胎儿宫内准备,包括糖皮质激素促胎肺成熟,硫酸镁保护胎儿脑神经,孕 34 周终止妊娠。如在孕 34 周前肿瘤治疗已完成,也可在孕 37 周终止妊娠,产后继续肿瘤治疗。

（三）评估与管理

1. 孕前评估　孕期合并恶性肿瘤的患者需要多学科共同完成肿瘤的治疗随访及孕前评估。以母亲的安全和健康为主要前提,对于肿瘤治疗期间的患者,由肿瘤科和产科医生同意可以怀孕。

2. 孕期评估　充分得到患者家庭的理解和支持。肿瘤治疗期间及治疗结束后严密随访,每月至少 1 次,及时发现肿瘤的转移及耐药。孕期检查和健康宣教、随访和检查均需要由产科、肿瘤科和内科医生共同完成,肿瘤随访与每次产前检查同时进行。

3. 孕期管理　对于孕期无法明确肿瘤是否复发或转移的患者,应在保证母亲安全的前提下继续妊娠,选择恰当的终止妊娠时机和方式。

4. 产后指导　分娩后应注意检查有无胎盘植入及肿瘤的胎盘转移。此外,孕中晚期使用化疗的患者在新生儿出生后需要长期随访新生儿的神经系统发育和血液系统情况,现有的研究资料并没有显示孕中晚期使用化疗会对新生儿造成不良的影响。

二、恶性肿瘤橙色预警

（一）诊断方法

1. 病史

（1）各类恶性肿瘤术后、化疗或放疗到达无瘤生存或完全缓解后 5 年。

（2）5 年内随访肿瘤标志物、激素、影像学、内镜检查、血涂片及活检无明显肿瘤复发证据。

（3）各类恶性肿瘤术后、化疗或放疗期间。

2. 临床表现

（1）症状

1）达到无瘤生存或完全缓解的妇女可能有肿瘤治疗引起的器官功能障碍。

2）手术治疗后因器官的完全或部分切除,导致相应的器官功能及内分泌功能障碍。

3）手术造成的血管、淋巴管及神经切除后的并发症状,如远端肢体水肿、淋巴囊肿和因无神经支配引起的器官功能障碍。

4）化学治疗引起的骨髓抑制大多能在停药后恢复,但某些化疗药物则可引起永久性的细胞毒性,如博来霉素引起的肺弥散功能障碍、蒽环类药物的不可逆性心肌损伤、丝裂霉素累积引起的迟发性骨髓干细胞再生不良等。

5)放射治疗对正常器官的非致死性损伤可引起相应器官的放射性炎症,一般可在放疗后6~12个月内恢复。对于准备怀孕的患者,应该详细询问月经周期、营养和体重变化情况。

6)各类恶性肿瘤术后,化疗或放疗期间的肿瘤患者除了肿瘤引起的特异性症状外,还合并手术引起的相应器官、血管、淋巴回流及神经功能障碍。

7)化疗及放疗造成的骨髓抑制可引起贫血、持续发热或自发性出血,常伴有胃肠道症状如恶心、呕吐、腹泻等,大多数患者因肿瘤及治疗的消耗导致体重下降和营养代谢紊乱,部分患者可有血压、血糖和电解质异常引起的不适,甚至突发意识障碍。

8)孕14d内接受放化疗的孕妇还可能因流产而出现下腹痛及阴道流血。孕期由于治疗引起的胎儿功能生长受限可使得患者宫高、腹围小于正常范围。

(2)体征

1)达到无瘤生存或完全缓解的患者触诊时可在手术区域发现粘连或瘢痕形成的肿块,需要与肿瘤复发鉴别。

孕前检查时还应该注意对体脂状况、心肺功能、运动系统、神经系统、心理状态等多系统进行检查以评估患者是否适于妊娠。对于排除妊娠禁忌的患者,在整个孕期均应该由产科及肿瘤科医生一起完成产前检查,并定期对患者进行系统性评估以明确继续妊娠风险。

2)各类恶性肿瘤术后、化疗或放疗期间的肿瘤患者,妊娠期间的定期全身检查和生命体征监测尤为重要,产前检查需要由产科、肿瘤科和内科全程参与。腹部体检可由于增大的子宫使得检查无法顺利完成,因此通过腹部触诊来评估腹腔肿瘤并不可靠。放疗患者要注意对照射部位皮肤的观察,化疗患者则需要注意患者的营养状况、体重变化、贫血和有无皮肤黏膜的出血点。

3. 辅助检查

(1)达到无瘤生存或完全缓解的患者,肿瘤标志物和激素在孕前随访中具有重要的价值,在孕期的随访价值还存在较大争议,并不作为孕期肿瘤随访的首选检查手段。

(2)正电子发射计算机断层显像(positron emission tomography and computed tomography,PET-CT)对肿瘤的随访有较高的价值,但由于放射剂量较大,并需要使用核素 ^{18}F,因此并不推荐作为常规的孕前随访项目。孕前和孕期的随访主要依靠超声、磁共振、内镜、血涂片和活检。

(3)各类恶性肿瘤术后、化疗或放疗期间的肿瘤患者,肿瘤标志物并不推荐作为孕期肿瘤疗效的评价手段。

(4)实验室血常规、尿常规及生化检查可用于各系统功能的评估。

(5)孕期的肿瘤随访主要依靠超声、磁共振、内镜、血涂片和活检。

(6)放化疗的致畸与治疗时机、累积剂量和药物分子属性有关,对于孕2~8周内接受放化疗的患者,应注意筛查胎儿畸形,孕期胎儿超声还需要随访胎儿的生长径线和主要脏器。

(二)治疗原则

1. 对于孕前和产前检查无明显肿瘤复发证据的患者,并不需要特殊的治疗。对贫血、营养不良等可行对症支持治疗。

2. 各类恶性肿瘤术后、化疗或放疗期间,充分评估患者的身体、精神状况、妊娠风险和患者的妊娠意愿,尽量避免放化疗期间妊娠。

3. 对已妊娠的患者,不应该中断肿瘤治疗。

(1) 孕 34 周后化疗或放疗可能影响新生儿造血功能,故建议暂停化疗或放疗。

(2) 孕 34 周前,化疗或放疗疗程已结束,可待孕 37 周终止妊娠;化疗或放疗疗程未完成,可在孕 32 周前予胎儿宫内准备,包括糖皮质激素促胎肺成熟,硫酸镁保护胎儿脑神经,孕 34 周终止妊娠。

(3) 产后继续肿瘤治疗。

(三) 评估与管理

1. 孕前评估

(1) 孕前半年随访肿瘤治疗达到无瘤生存或完全缓解后,由肿瘤科和产科医生同意可以怀孕。

(2) 对于肿瘤治疗期间的患者,由肿瘤科和产科医生同意可以怀孕。

2. 孕期评估

(1) 孕期检查和健康宣教、随访等均需要由产科、肿瘤科和内科医生共同完成,肿瘤随访与每次产前检查同时进行,最长不超过 1 个月,定期评估患者的生理和心理状态。

(2) 充分得到患者家庭的理解和支持。肿瘤治疗期间及治疗结束后严密随访,每月至少 1 次,及时发现肿瘤的早期复发、转移及耐药。

3. 孕期管理　对于孕期无法明确肿瘤是否复发的患者,应在保证母亲安全的前提下继续妊娠,妊娠终止方式由产科因素所决定。

4. 胎儿监护　前半年随访肿瘤治疗达到无瘤生存或完全缓解同正常妊娠。

5. 产后指导　孕中晚期使用化疗的患者在新生儿出生后需要长期随访新生儿的神经系统发育情况,现有的研究资料并没有显示孕中晚期使用化疗会对新生儿造成不良的影响。

第一节　宫　颈　癌

妊娠合并宫颈癌,包括宫颈鳞癌、宫颈腺癌和宫颈鳞腺癌。

一、风险分级

(一) 红色

1. 宫颈癌伴远处转移,有胸腔积液、腹水。

2. 危重病情上报范畴　呼吸困难,心衰,阴道流血不止。

(二) 橙色

宫颈癌孕期手术或化疗,病灶有缩小。

(三) 黄色

宫颈癌术后怀孕,或孕期诊断已行宫颈切除及盆腔淋巴结清扫。

二、诊断方法

(一) 病史

孕前未做妇科检查,孕期有不规则阴道流血。

（二）临床表现

1. 症状　不明原因的阴道流血、性交出血。

2. 体征　妇科检查见宫颈赘生物或息肉样增生、出血。

（三）辅助检查

孕前一年内未做妇科检查者,孕早期应做筛查,包括液基细胞学检查或 HPV 筛查。液基细胞学检查显示低级别或高级别上皮细胞内病变;HPV 筛查阳性,做阴道镜检查和宫颈活检。禁行宫颈搔刮术。

三、治疗原则

（一）妇科、产科联合治疗,共同监护

（二）妇科治疗

制订治疗方案,孕 20 周前行宫颈锥形切除术（LEEP 术）,非宫颈浸润癌产后 6~8 周重新进行评估和根治性治疗。

1. ⅠA2~ⅡB1 期（<2cm）　治疗推迟至产后（ⅡC）。如果观察到疾病进展,可能有必要进行治疗。对于希望继续妊娠的患者,可选择新辅助化疗或提前分娩。

2. ⅠB1 期（≥2cm）及更高度的病变　新辅助化疗（ⅡC）。要求继续妊娠者,可选择宫颈切除术 + 盆腔淋巴结清扫术 + 新辅助化疗。不考虑继续妊娠者,终止妊娠并开始根治性治疗。妊娠 20 周前发现ⅠA2 及以上的宫颈癌,早期宫颈癌患者可在终止妊娠后行保留生育功能的手术。孕 20 周后的ⅠA 或ⅠB 期,妊娠意愿强烈者,可延缓至胎儿成熟。

3. 将治疗延续至孕 34~35 周,化疗完成与分娩之间应间隔 3 周。妊娠晚期者避免化疗。

（三）产科处理

1. ⅠA1 期　每三个月进行妇科检查和阴道镜检查。

2. 将根治性治疗推迟至产后的患者和正接受新辅助化疗的患者,妊娠期每 3~4 周进行一次妇科检查。可进行不使用钆的 MRI 检查,以排除疾病进展。密切监控母亲状况,监测胎儿生长和健康状况。

3. 孕 28 周和孕 32 周终止妊娠时应促胎肺成熟。有条件者尽量在 37 周后终止妊娠,孕妇状况恶化或需要放射治疗,可以尽早终止妊娠。

4. 分娩方式

（1）ⅠA 期:锥切切缘阴性可阴道分娩,避免会阴切开术;切缘阳性则行剖宫产。

（2）ⅠB1 期及以上:行剖宫产。

四、评估与管理

初诊时或孕期内液基细胞学检查和 HPV 筛查随访很重要。

第二节　子宫内膜癌治疗后妊娠

目前尚无统一标准。保留生育功能的风险较大,应与患者充分沟通。未怀孕前每三个月进行一次诊断性刮宫,判断疗效确定怀孕时机。

保留生育功能的ⅠA 期子宫内膜癌患者在接受保守治疗后疾病缓解,并且成功妊娠,无

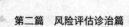

其他妊娠并发症或合并症者属于黄色预警。但由于该类患者子宫内膜存在损伤病变,或采用辅助生殖技术受孕,故易合并前置胎盘、胎盘植入、多胎妊娠等病理妊娠。

妊娠及哺乳对于子宫内膜癌均为保护因素,分娩方式可与患者、妇科医生商议后共同制订。

第三节 卵巢恶性肿瘤

妊娠合并卵巢恶性肿瘤,包括卵巢上皮性肿瘤、生殖细胞肿瘤、性索-间质肿瘤及其他类型肿瘤(如肉瘤、转移性肿瘤等)。

一、风险分级

(一)红色
1. 卵巢恶性肿瘤伴远处转移,有胸腔积液、腹水。
2. 危重病情上报范畴 呼吸困难、心衰等。

(二)橙色
1. 未治疗的卵巢恶性肿瘤。
2. 孕期诊断且行手术治疗或化疗,病灶有缩小。

(三)黄色
保留生育功能的卵巢恶性肿瘤术后妊娠。

二、诊断方法

(一)病史
停经 3 个月后,附件包块不消失。

(二)临床表现
1. 症状 可无明显症状,仅在检查时发现附件包块;可出现非特性症状,如腹胀、腹痛、背痛、便秘和泌尿系症状等;发生肿块扭转、破裂时可出现急性腹痛;转移性肿瘤患者可能伴有原发部位的相关症状;晚期肿瘤患者可出现恶病质。
2. 体征 腹部检查或妇科检查可触及附件包块。

(三)辅助检查
初诊时常规做子宫附件超声检查。如果发现附件肿块,需定期随访肿块情况,并根据病情选择其他辅助检查,如 MRI,必要时行胃镜检查,注意除外转移性肿瘤。

妊娠期肿瘤标志物水平会正常升高并随孕周而波动,也可因胎盘异常或胎儿畸形而异常升高,孕期不常规推荐行血清肿瘤标志物检查确诊恶性肿瘤,术后相关肿瘤标志物随访。

三、治疗原则

(一)妇科、产科联合治疗,共同监护

(二)妇科治疗
1. 手术治疗
(1)制订治疗方案,妊娠期手术的最佳时机是孕 20 周前。

（2）进入腹腔后应立即行腹腔冲洗,术中应对对侧附件进行仔细视诊及触诊,以确定有无对侧附件肿块。

1）如果肿块为实性,表面有赘生物,合并腹水或有其他提示恶性肿瘤的特征,建议行输卵管卵巢切除术。术中送冰冻病理检查。除非确定双侧附件均存在病灶,否则不应同时切除对侧卵巢。所有可疑病灶均应接受活检。

2）如果确诊为卵巢恶性肿瘤,充分的手术分期对Ⅰ期患者至关重要,术后是否需要辅助化疗取决于肿瘤的组织学类型。根据卵巢肿瘤的分类及恶性程度决定手术范围。医师必须遵循个体化原则,权衡分期的利弊与潜在的母胎风险。

3）如果已明确卵巢肿瘤有转移,应做减瘤手术。在分娩前诊断的晚期卵巢恶性肿瘤可于产时、产后实施子宫切除术及二次减瘤手术。手术可在阴道分娩后实施或与剖宫产联合进行。

4）剖宫产术应选择正中纵切口,妇科医师应到场协助手术,术中送冰冻病理检查,确诊为恶性则可进行完全的分期手术。

2. 上皮性卵巢癌的化疗

（1）化疗指征

1）有以下任一高危因素的早期上皮性卵巢癌患者:ⅠA/ⅠB 期,2/3 级;ⅠC 期或Ⅱ期（任何组织学类型）;浆液性或透明细胞癌（ⅠA 期、ⅠB 期、ⅠC 期或Ⅱ期）。

2）Ⅲ期或Ⅳ期的上皮性卵巢癌患者。

（2）化疗方案:推荐使用铂类药物（联合或不联合紫杉醇类）。优选肾毒性小的卡铂及骨髓毒性较小的紫杉醇。

（3）化疗时机

1）早期卵巢癌:妊娠 3 个月后开始化疗;对于因担忧胎儿安全而不愿意在妊娠期接受化疗的患者,在充分告知利弊后在分娩后进行辅助化疗。

2）晚期卵巢癌:妊娠 3 个月后且从手术中恢复后,应尽早开始化疗。

四、评估与管理

初诊时或孕期内影像学检查很重要。可疑恶性患者应选择合适的时机进行手术治疗明确诊断。产后需进一步妇科随访。

1. 孕早期发现附件肿块者,需定期进行影像学检查,若肿块直径大于 10cm（ⅡC）,或实性或囊实性或有乳头状突起或存在间隔（ⅡB）,肿瘤恶性可能性大,在孕 3 个月后,20 周前可行手术治疗,明确诊断。

2. 选择推迟至产后根治性治疗的患者和正接受新辅助化疗的患者,妊娠期每 3~4 周进行一次盆腔检查。应采用不含钆的 MRI 复查,以了解疾病进展。密切监控母儿健康状况。

3. 终止妊娠时机　孕妇状况恶化或肿瘤难以控制时,应尽早终止妊娠。

4. 分娩方式

（1）保留生育功能的卵巢恶性肿瘤术后妊娠的孕妇,如果没有产科指征,可以阴道分娩。

（2）妊娠合并Ⅰ期和/或低危肿瘤（早期、低级别浸润癌,低度恶性潜能肿瘤）,且孕期已行手术分期,病情稳定者,如果没有产科指征,可以阴道分娩。

（3）妊娠合并Ⅱ~Ⅳ期卵巢癌者，应与患者、妇科医生共同商议，根据后续治疗方案选择分娩方式。

5. 产后指导　接受化疗者建议人工喂养。

第四节 乳 腺 癌

妊娠期乳腺癌（或妊娠相关乳腺癌）是指在妊娠期间、产后第一年，或哺乳期的任何时间被诊断的乳腺癌。

一、风险分级

（一）红色

1. 乳腺癌伴远处转移。

2. 危重病情上报范畴　呼吸困难、心衰等。

（二）橙色

1. 未治疗的乳腺癌。

2. 孕期诊断且行手术治疗或化疗，病灶有缩小。

（三）黄色

乳腺癌初始诊断和治疗后 2 年内。

二、诊断方法

（一）病史

停经后有溢乳或乳房其他异常。

（二）临床表现

与非妊娠女性的表现类似，有乳房肿块或局部增厚。少数情况下，哺乳婴儿有母乳拒绝征（婴儿拒绝吸吮有隐匿性癌的乳房，使得乳腺癌在早期得到诊断）。

（三）辅助检查

1. 乳腺 X 线钼靶摄影　推荐进行腹部屏蔽。

2. 乳腺超声检查　可确定乳房肿块是单纯或复杂囊肿还是实体瘤，而无胎儿辐射暴露的风险。大部分妊娠期乳腺癌中观察到的是局灶性实体肿块。

3. 乳腺 MRI　在孕 3 个月之后如果需要进一步的影像学检查以制订治疗计划，可考虑使用乳腺 MRI。

4. 活检　临床可疑的乳房肿块，不论是否妊娠，乳腺 X 线钼靶摄影或超声结果即使为阴性，都需要进行活检以确诊。

三、治疗原则

（一）外科、产科联合治疗，共同监护

（二）外科治疗

1. 局部性治疗　除放射治疗外，对妊娠期乳腺癌患者应考虑使用与非妊娠期患者相同的局部治疗方法。手术治疗是妊娠期乳腺癌患者的根治性局部治疗方法，在妊娠的任何阶

段进行乳房和腋窝淋巴结手术对胎儿来说风险均极小。

（1）乳房切除术：临床分期为Ⅰ期和Ⅱ期的患者可选择进行乳房切除术，如果要进行乳房重建应推迟至分娩后进行。

（2）保乳手术：在妊娠期患者中保乳治疗较为安全，但放疗应推迟至辅助或新辅助化疗后进行。

（3）放疗：由于对胎儿造成的风险，在妊娠期间一般应避免进行放射性治疗。

（4）对腋窝的处理：对于妊娠患者腋窝淋巴结清扫是标准的治疗方法。

2. 全身性治疗　在怀孕3个月后给予治疗乳腺癌的多种药物是安全的。妊娠期不推荐使用曲妥珠单抗（ⅠB）及拉帕替尼（ⅠC）。

（三）产科处理

1. 分娩时机　分娩的时机应在母亲的白细胞和血小板出现最低值后，以降低发生感染性并发症和因血小板减少导致出血的潜在风险。为了防止一过性新生儿骨髓抑制及脓毒症和死亡的潜在并发症，在分娩前3~4周应停止化疗。一般是孕34周后停止化疗，孕35~37周终止妊娠。孕28周后予早产宫内准备。孕妇状况恶化或肿瘤难以控制时，可以尽早终止妊娠。

2. 分娩方式　如果没有产科指征，可以阴道分娩。

3. 母乳喂养　接受化疗、曲妥珠单抗和拉帕替尼治疗，以及内分泌治疗的女性应避免进行母乳喂养。

四、评估与管理

重视在孕前、孕期及哺乳期发现的乳房肿块，需外科医师评估，如果可疑恶性者应行活检明确肿块性质，及时诊治。

第五节　滋养细胞疾病

常继发于妊娠，应注意监护。

一、葡萄胎

1. 葡萄胎术后应可靠避孕1年。

2. hCG成对数下降转阴后6个月可妊娠。

3. hCG下降缓慢者避孕时间应延长。

4. 再次妊娠后，孕早期应监测B型超声及hCG。

5. 分娩后随访hCG到转阴性。

6. 葡萄胎随访内容

（1）血清hCG定量测定，清宫后每周一次，连续3次阴性，以后每月或每2个月再随访一次。

（2）除hCG测定外，还应注意月经周期，有无阴道出血，有无咳嗽、咯血及转移的其他症状。

（3）定期妇科检查，必要时做超声和影像学检查。

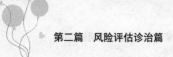

二、妊娠滋养细胞肿瘤

治疗结束后严密随访,随访期间避孕。一般化疗停止≥12个月才可妊娠。

拓展阅读

［1］KOREN G,CAREY N,GAGNON R,et al. Cancer chemotherapy and pregnancy. Inpharma,2013,35(3):263-278.

［2］LISHNER M,AVIVI I,APPERLEY J F,et al. Hematologic malignancies in pregnancy:management guidelines from an international consensus meeting. Journal of Clinical Oncology:Official Journal of the American Society of Clinical Oncology,2016,34(5):501.

［3］中华医学会妇科肿瘤学分会. 妇科恶性肿瘤保留生育功能临床诊治指南. 中华妇产科杂志,2014,49(4):243-248.

（程海东）

第十一章

非法药物成瘾

非法药物成瘾是指非医疗性使用阿片类、可卡因、苯丙胺类等成瘾物质,也称吸毒。妊娠期妇女吸毒,毒品可通过脐带进入胎儿体内,胎儿在母体内就形成药物依赖并受到毒品诸多危害的影响。母亲吸毒过量时,胎儿可发生药物中毒,母亲吸毒量突然减少时,胎儿又会出现戒断症状,影响胎儿的生长发育。有些毒品还会直接减少子宫血液供应,直接破坏胎盘,引起胎儿血供减少,并发胎盘早剥、早产、FGR、胎死宫内等。

一、风险分级

(一)红色
吸毒。

(二)橙色
吸毒史。

二、诊断方法

(一)病史
吸毒者往往隐瞒吸毒史。如孕前已明确诊断者,应了解起病情况、疾病分类、治疗效果,评估目前病情是否稳定,是否可以妊娠。

(二)临床表现
1. 症状和体征

(1)不同程度的戒断症状:流涕、震颤、失眠,食欲下降或厌食,呕吐、腹泻,日渐消瘦。情绪不稳定,如异常的发怒、坐立不安,苛求药物等失去自我控制的表现。主要通过了解药物滥用史诊断。

(2)体征:体重下降、脱水征;血压升高、脉搏加快、体温升高;皮肤注射痕迹及瘢痕;感染,如反复的口腔感染,结核、细菌性心内膜炎等慢性感染;神经系统症状,如周围神经损伤、麻木;精神系统症状,如焦虑、抑郁、反社会人格等。

2. 成瘾者行为特征

(1)强迫性用药:吸毒者有时也体会到吸毒所造成的危害,希望戒毒。但往往因毒瘾所迫,必须用药。有些成瘾者为了得到毒品,甚至可以牺牲一切,对家庭、社会不负责任,不顾道德、法律。

(2)生活模式改变:成瘾者的生活规律与以前相比,与正常人相比,发生了根本改变。如不能定时睡眠,不能定时、定量进食等。

（三）辅助检查

1. 尿液中,可以测出毒品代谢产物。

2. 血常规　可有淋巴细胞和多形核白细胞增多,血红蛋白增加。

3. 其他血清学检查　尿素氮增加,肝功能检查可有蛋白增加,其中球蛋白增加较多,转氨酶、胆红素、碱性磷酸酶也有增加。

4. 纳洛酮诱发试验　如怀疑是阿片类毒品依赖时,可用纳洛酮诱发试验协助诊断。纳洛酮是吗啡的拮抗剂,可诱发阿片类依赖者的戒断症状。

三、治疗原则

急性期脱毒治疗;社会心理治疗;产科指征者可阴道分娩;转诊至上级医院。

四、评估与管理

（一）孕前评估

吸毒成瘾者在治疗康复以前不宜怀孕。

（二）孕期管理

1. 发现怀孕者应果断进行人工流产。

2. 如继续妊娠,除常规产前检查外,需协同精神科、儿科共同治疗。孕期指导用药,孕妇性伴侣应维持美沙酮用药,可酌情减量,注意不良反应发生情况,动态评价疗效。

3. 分娩期填写重点孕妇转诊单转上级医院,与精神科共同监管,无剖宫产指征原则上阴道分娩。

4. 胎儿监护　孕妇吸毒可致遗传物质突变,危及胎儿大脑、心脏等器官导致畸胎,如阿片可导致无脑儿、肢体缺陷,芬太尼、冰毒、可待因也能通过胎盘致畸。吸毒的孕妇分娩的新生儿 50% 为低体重(<2500g),此外,如母亲突然断药,也会造成胎死宫内。因此,孕期需加强胎儿监护,必要时做产前诊断除外胎儿先天异常。

5. 新生儿药物戒断综合征治疗　与儿科、精神科共同实施,产妇孕期吸毒可致胎儿药物依赖,出生后常出现新生儿药物戒断症状,可持续 3 个月。

（1）临床表现:①中枢神经系统症状,如不能入睡、哭声高尖、震颤、拥抱反射活跃;②植物神经系统症状,如体温不稳、出汗、哈欠;③消化系统症状,如呕吐、腹泻、过量吸吮;④呼吸系统症状,如鼻塞、气急、呼吸暂停。

（2）治疗:如果症状轻,不影响吮奶和睡眠者,不必用药,注意保暖和环境安静即可。但要严密观察进食情况、水盐平衡、各项生理指标,对症处理。必要时药物治疗(复方樟脑酊、苯巴比妥、地西泮、水合氯醛、吗啡、美沙酮等)。

（三）产后指导

对产妇有针对性地进行生理、心理、社会方面治疗与护理干预。使吸毒产妇获得自我照顾和抚育婴儿的技能,重塑自我,恢复其社会功能。对家属进行健康教育,协助患者戒毒。

因毒品可经过乳汁影响婴幼儿,改为人工喂养者,婴幼儿在停止母乳喂养后可再次出现戒断综合征。应当注意监控。

拓展阅读

［1］吴江,贾建平.神经病学.3版.北京:人民卫生出版社,2015.
［2］郝伟,陆林.精神病学.8版.北京:人民卫生出版社,2018.

（陈焱）

第十二章

妊娠合并传染病

妊娠合并传染病包括除性病（因有专病管理规定）之外的、常见的并对孕产妇胎儿（新生儿）影响较严重的感染性疾病。本文主要包括病毒性肝炎、HIV 感染及艾滋病、妊娠期结核病、水痘和麻疹等。

风险分级：紫色。

第一节　病毒性肝炎

病毒性肝炎是由多种病毒引起的、以肝脏病变为主的传染性疾病。致病病毒包括甲型肝炎病毒（hepatitis A virus，HAV）、乙型肝炎病毒（hepatitis B virus，HBV）、丙型肝炎病毒（hepatitis C virus，HCV）、丁型肝炎病毒（hepatitis D virus，HDV）及戊型肝炎病毒（hepatitis E virus，HEV）5 种。除此之外还有庚型肝炎病毒。本节着重介绍乙肝、丙肝及戊肝。

一、慢性乙型肝炎（chronic hepatitis B，CHB）

（一）临床表现

根据 HBV 感染者的血清学、病毒学、生物化学试验及其他临床和辅助检查结果，可将慢性 HBV 感染分为以下几种：

1. 慢性 HBV 携带者　HBV-DNA 通常处于高水平，肝组织学检查无病变或病变轻微。

2. HBeAg 阳性的 CHB　ALT 持续或反复异常，或肝组织学检查有肝炎病变。

3. HBeAg 阴性 CHB　HBeAg 持续阴性，ALT 持续或反复异常，或肝组织学有肝炎病变。

4. 非活动性 HBsAg 携带者　血清 HBsAg 阳性、HBeAg 阴性、抗-HBe 阳性或阴性，HBV-DNA 低于检测下限，1 年内连续随访 3 次以上，每次至少间隔 3 个月，ALT 和 AST 均在正常范围。肝组织学检查显示组织学活动指数评分 <4 或根据其他的半定量计分系统判定病变轻微。

5. 隐匿性 CHB　血清 HBsAg 阴性、HBV-DNA 阳性，并有 CHB 的临床表现。除 HBV-DNA 阳性外，患者可有血清抗-HBs、抗-HBe 和 / 或抗-HBc 阳性，但约 20% 隐匿性 CHB 患者的血清学标志物均为阴性。

6. 乙型肝炎肝硬化

（1）有提示存在肝硬化的组织学或临床证据和病因学证据。

（2）五期分类法评估肝硬化并发症情况。

1 期：无静脉曲张，无腹水。

2 期:有静脉曲张,无出血及腹水。

3 期:有腹水,无出血,伴或不伴静脉曲张。

4 期:有出血,伴或不伴腹水。

5 期:脓毒血症。

1、2 期为代偿性肝硬化,3~5 期为失代偿性肝硬化。

1~5 期 1 年的病死率分别为 <1%、3%~4%、20%、50% 和 >60%。并发症的出现与肝硬化患者预后和死亡风险密切相关。

(二)治疗原则

1. 有条件抑制 HBV 复制,减轻肝细胞炎性坏死及肝纤维化,延缓和减轻肝功能衰竭、肝硬化失代偿、肝细胞癌及其他并发症的发生,从而改善生活质量和延长生存时间。

2. 在抗病毒治疗期间意外妊娠的患者,如应用干扰素(IFN-α)治疗,建议终止妊娠。若应用的是妊娠 B 级药物替比夫定(LdT)、替诺福韦(TDF),或拉米夫定(3TC),治疗可继续;若应用其他 FDA 分期 C 类抗病毒药,需换用 TDF 或 LdT 继续治疗,可以继续妊娠。应用干扰素进行抗病毒治疗则应停药后 6 个月方可怀孕。

3. 为进一步减少 HBV 母婴传播,处于免疫耐受期的妊娠中后期孕妇,若 HBV-DNA≥2×10^6IU/ml,在充分沟通知情同意基础上,可于妊娠第 24~28 周开始给予 TDF、LdT 或 3TC,建议于产后 1~3 个月停药。服用抗毒药的母亲不建议母乳喂养。

(三)评估与管理(依据《乙型肝炎母婴阻断临床管理流程》推荐)

1. 孕前评估　备孕的乙肝妇女需要经过专科门诊咨询,根据其被感染的时间,既往肝炎的活动情况及治疗情况,目前肝脏的健康情况,HBV-DNA 病毒载量的滴度,配偶是否感染等情况进行综合评估,制订生育计划和必要的治疗计划。

2. 孕期管理

(1)对于 HBsAg 阳性的孕妇,需进一步行 HBV-DNA 水平检测、肝功能生化指标检测和上腹部超声检查。

若 HBV-DNA 阳性,排除其他相关因素后,出现 ALT 显著异常,≥5× 正常值上限(upper limit of normal,ULN),或诊断为肝硬化者,在充分沟通和知情同意的情况下,经感染科医生或肝病科医生评估后,建议给予替诺福韦(TDF)或替比夫定(LdT)进行抗病毒治疗。

若 HBV-DNA 阳性,ALT 在 2×ULN~5×ULN 时可继续观察,如果观察期间 ALT≥5×ULN,则按(1)处理;ALT<2×ULN,则按(1)处理;如果随访至妊娠 24 周 ALT 仍在 2×ULN~5×ULN,在充分沟通和知情同意的情况下,给予 TDF 或 LdT 进行抗病毒治疗。

若 HBV-DNA 阳性,ALT 正常或仅轻度异常(ALT<2×ULN),无肝硬化表现,建议暂不处理,继续随访观察。在随访期间,如果出现 ALT 持续升高(ALT≥2×ULN)超过 24 周,沟通后可以抗病毒治疗,注意加查总胆红素和凝血酶原活动度。

肝功能正常或轻度异常的未服用抗病毒药物的孕妇,在妊娠中期检测 HBV-DNA 水平(推荐用高灵敏试剂检测),根据 HBV-DNA 水平,决定是否需要进行抗病毒治疗,以提高母婴传播阻断率。

若孕妇 HBV-DNA≥2×10^6IU/ml,在充分沟通和知情同意的情况下,可于妊娠 24~28 周给予 TDF 或 LdT 进行抗病毒治疗。分娩前应复查 HBV-DNA,以了解抗病毒治疗效果及母婴传播的风险。

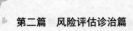

若孕妇 HBV-DNA<2×10⁶IU/ml,则不予干预,继续观察。

（2）分娩处理

分娩方式:分娩方式与母婴传播风险没有确切关系,根据产科指征决定分娩方式。

新生儿处理:新生儿出生后立即移至复苏台,离开母血污染的环境;彻底清除体表的血液、黏液和羊水;处理脐带前,需再次清理,擦净脐带表面血液等污染物,按操作规程安全断脐。乙肝疫苗和免疫球蛋白注射越早越好。

以阻断母婴传播为目的而服用抗病毒药物的孕妇,产后可停药;以治疗乙型肝炎为目的而服用抗病毒药物的孕妇,产后不建议停药,停药标准及时机可参照《慢性乙型肝炎防治指南（2015 年版）》中相关内容。

3. 产后指导

（1）产妇产褥期继续服用抗病毒药物者,按慢性乙型肝炎患者的随访方案进行随访,每3 个月复查肝功能、HBV-DNA;每 6 个月复查乙型肝炎血清标志物、甲胎蛋白并行上腹部超声和肝脏瞬时弹性成像检查;产后停药者及未服用抗病毒药物者,产后 6~8 周复查肝功能、HBV-DNA。如果肝功能正常,以后每 3~6 个月复查肝功能、HBV-DNA。如果肝功能异常,可参照《慢性乙型肝炎防治指南（2015 年版）》中乙型肝炎患者管理办法处理。

（2）婴儿免疫

1）出生 12h 内,在大腿前部外侧肌肉或上臂三角肌内注射乙型肝炎免疫球蛋白（hepatitis B immunoglobulin,HBIG)100IU。

2）在另一侧大腿前部外侧肌肉或上臂三角肌内注射重组酵母乙型肝炎疫苗10μg/0.5ml,在婴儿 1 月龄和 6 月龄时分别注射第 2 和第 3 针乙型肝炎疫苗（各 10μg/0.5ml)。

3）若婴儿第 2 针乙型肝炎疫苗延迟时间在 3 个月以内,则尽快补种第 2 针,第 3 针仍在 6 月龄时接种;若超过 3 个月,应尽快接种第 2 针疫苗,至少间隔 2 个月后可接种第 3 针。

4）低体重儿（<2000g）或早产儿的免疫接种:低体重儿（<2000g）或早产儿于出生 12h 内接种 HBIG 100IU 和重组酵母乙型肝炎疫苗 10μg/0.5ml,并于 1 月龄、2 月龄和 7 月龄各注射一针乙型肝炎疫苗 10μg/0.5ml;如母亲 HBsAg 不详,则按母亲 HBsAg 阳性处理,即于出生 12h 内接种 HBIG 100IU 和乙型肝炎疫苗 10μg/0.5ml,同时尽快检测母亲 HBsAg。如母亲 HBsAg 阳性,婴儿于 1 月龄、2 月龄和 7 月龄各注射一针乙型肝炎疫苗 10μg/0.5ml;如母亲 HBsAg 阴性,出院时或 1 月龄时接种乙型肝炎疫苗 10μg/0.5ml,并在 2 月龄和 7 月龄各注射一针乙型肝炎疫苗 10μg/0.5ml。注意在完成三针乙型肝炎疫苗注射后 1 个月,检测 HBsAg 和抗-HBs,了解免疫应答和 HBV 母婴阻断情况。如 HBsAg 阳性,加查 HBV-DNA 和肝功能。

（3）婴儿完成乙型肝炎全程免疫接种 1 个月后由儿科负责随访。

1）免疫接种失败,发生母婴传播:HBsAg 阳性,伴或不伴 HBeAg 阳性,以后按 HBV 感染者进行随访。

2）免疫接种无应答:HBsAg 和抗-HBs 均为阴性,无论抗-HBe 及抗-HBc 阳性与否,建议检查 HBV-DNA,如果 HBV-DNA 为阴性,则使用重组酵母乙型肝炎疫苗 10μg/0.5ml,重复 3针方案,即 0 个月、1 个月、6 个月各注射 1 次,完成复种后 1 个月,检测 HBsAg 和抗-HBs,了解免疫应答和 HBV 感染情况。

3）免疫接种成功:如果 HBsAg 阴性,同时抗-HBs 阳性表明免疫接种成功。

（4）母乳喂养指导:母亲未服用抗病毒药物者,新生儿接受规范的联合免疫之后,可以进行母乳喂养;如母乳喂养期间母亲出现乙型肝炎活动,可参照《慢性乙型肝炎防治指南(2015年版)》中慢性乙型肝炎患者管理办法处理。以阻断母婴传播为目的而服用抗病毒药物的孕妇,分娩后停药,可以母乳喂养。以治疗乙型肝炎为目的而服用抗病毒药物的孕妇,分娩后需要继续用药,由于乳汁中存在少量的抗病毒药物对婴儿的安全性尚不清楚,目前不建议母乳喂养。

二、慢性丙型肝炎

(一)临床表现

抗HCV阳性,HVR-RNA阳性。丙型肝炎核酸定量增高或抗HCV治疗超过六个月,或发病日期不明、无肝炎史,但肝脏组织病理学检查符合慢性肝炎,或根据症状、体征、实验室及影像学检查结果综合分析,亦可诊断。

(二)治疗原则

所有HCV-RNA阳性患者,只要有治疗意愿,无治疗禁忌证,均应接受抗病毒治疗。目前尚无在孕期抗病毒治疗的安全性较高的药品,故不推荐孕期进行抗病毒治疗。抗HCV阳性的母亲将HCV传播给新生儿的危险约为2%,若母亲在分娩时HCV-RNA阳性,则传播危险高达4%~7%。

(三)评估与管理

1. 孕前评估　所有感染者进行抗HCV、HCV-RNA检测和肝功能检测。评估病情的严重程度,给出是否适合怀孕的建议。HCV感染高风险的妇女,在孕前或首次产前检查时,应对之进行抗-HCV抗体检查。如果最初结果为阴性,但感染HCV的风险持续存在或出现了新的HCV感染的危险因素(如有静脉药瘾或吸入毒品),应复查抗体。抗HCV阳性的妊娠妇女,建议同时筛查其他性传播疾病,包括HIV感染、梅毒、淋病、衣原体感染和乙型肝炎病毒(HBV)感染。

2. 孕期管理　需要进行产前有创性诊断检查时,建议告知患者有关垂直传播风险的资料虽令人放心,但资料有限。因绒毛膜取样的相关资料欠缺,建议选择羊膜穿刺。不建议单纯因为HCV感染而实施剖宫产。

3. 产后指导

(1)产褥期注意休息加强营养,及时随访肝功能,如有异常及时治疗。产褥期后肝炎科随访,如HCV-RNA阳性,可于产后6个月开始正规抗病毒治疗。由于直接抗病毒药物尚未获批用于妊娠妇女,建议只在临床试验中应用或将抗病毒治疗推迟到产后进行。

(2)新生儿出生1个月后随访抗HCV及HCV-RNA,了解婴儿感染情况。

(3)不建议因HCV感染阳性而不鼓励母乳喂养。

三、戊型肝炎

(一)临床表现

符合以下三者之一即可确诊:

1. 短期内突然出现ALT和AST升高,通常不低于2.5倍的正常值上限。

2. 抗HEV IgM阳性;抗HEV IgG阳转或含量4倍及以上上升。

3. 血清和/或粪便HEV RNA阳性。

（二）治疗原则

注意休息，避免劳累，补充营养，正规产检。积极观察病情进展，定期复查抗 HEV IgM、抗 HEV IgG 和肝功能，并给予及时诊断和治疗。

（三）评估与管理

1. 孕前评估　妊娠合并戊型肝炎病情较为严重，易发展成肝衰竭，也易致早产、死胎、产后大出血，加重病情。尤其是妊娠中晚期孕妇感染 HEV，病死率可高达 20%。对有消化道症状的妇女备孕需进行筛查，如肝功能异常需积极治疗，避免在戊肝急性期怀孕。

2. 孕期保健　确诊后建议及时就诊治疗。

3. 产后指导　产褥期注意休息加强营养，及时随访肝功能，如有异常及时治疗。建议新生儿出生 1 个月后随访抗 HEV IgG、抗 HEV IgM、肝功能，排除、了解婴儿被感染情况。

第二节　HIV 感染及艾滋病

艾滋病，即获得性免疫缺陷综合征（acquired immuno deficiency syndrome，AIDS），其病原体为人类免疫缺陷病毒（human immunodeficiency virus，HIV），亦称艾滋病病毒。

预防艾滋病母婴传播应该综合考虑三个原则：

1. 降低 HIV 母婴传播率　预防艾滋病母婴传播的有效措施为尽早服用抗反转录病毒药物干预 + 安全助产 + 产后喂养指导。

2. 提高婴儿健康水平和婴儿存活率。

3. 关注母亲及所生儿童的健康。

一、临床表现

HIV 抗体筛查试验阳性和 HIV 补充试验阳性（抗体补充试验阳性或核酸定性检测阳性或核酸定量大于 5000 拷贝 /ml）；分离出 HIV。

（一）急性感染期的诊断标准

近期内有流行病学史和临床表现，实验室 HIV 抗体由阴性转为阳性即可诊断，或仅根据实验室检查 HIV 抗体由阴性转为阳性即可诊断。

（二）无症状期和艾滋病期的诊断标准

无症状但有流行病学史、实验室检查 HIV 抗体阳性，即可诊断为艾滋病。对无明确流行病学史但符合实验室诊断标准的即可诊断。成人及 15 岁（含 15 岁）以上青少年，HIV 感染加下述各项中的任何一项，即可诊断为艾滋病或 HIV 感染，而 CD4+T 淋巴细胞数 <200 个 /μl，也可诊断为艾滋病。

1. 不明原因的持续不规则发热 38℃以上，>1 个月。

2. 腹泻（粪便次数多于 3 次 /d），>1 个月。

3. 6 个月之内体重下降 10% 以上。

4. 反复发作的口腔真菌感染。

5. 反复发作的单纯疱疹病毒感染或带状疱疹病毒感染。

6. 肺孢子菌肺炎。

7. 反复发生的细菌性肺炎。

8. 活动性结核或非结核分枝杆菌病。

9. 深部真菌感染。

10. 中枢神经系统占位性病变。

11. 中青年人出现痴呆。

12. 活动性巨细胞病毒感染。

13. 弓形虫脑病。

14. 马尔尼菲青霉病。

15. 反复发生的败血症。

16. 皮肤黏膜或内脏的卡波西肉瘤、淋巴瘤。

二、治疗原则

一旦发现孕产妇感染艾滋病，无论其 CD4+T 淋巴细胞水平和病毒载量情况，都应及时为其提供免费抗病毒治疗。不具备抗病毒治疗能力的各级医疗卫生机构都应当为其提供转介服务，并做好转介过程的信息交流。

在用药前和用药过程中，特别在用药初期以及孕晚期，要进行 CD4+T 淋巴细胞、病毒载量和其他相关检测，以评估感染状况及监测用药。在用药前和用药期间要持续给予用药依从性的咨询指导。

抗反转录病毒药物干预：

（1）所有感染 HIV 的孕妇，不论其 CD4+T 淋巴细胞多少或临床分期如何，都应该进行抗反转录病毒药物干预治疗。孕期每 3 个月和产后 4~6 周对孕产妇各进行一次 CD4+T 淋巴细胞的检测，同时在发现孕产妇感染艾滋病时和孕晚期各进行一次病毒载量的检测，观察并评价孕产妇的病情，并提供必要的处理或转介服务。

1）推荐方案：[AZT（齐多夫定）+3TC（拉米夫定）+LPV（克力芝）]，如果孕妇出现血红蛋白≤90g/L，或者基线时中性粒细胞低于 0.75×10^9/L，可使用 TDF 替换 AZT。

2）替换方案：TDF/AZT+3TC+NVP（奈韦拉平）（NVP 只可以用于 CD4+T 淋巴细胞 <250 个 /μl 的女性），TDF+3TC+EFV（依非韦伦）（妊娠 3 个月内禁用 EFV，由于 EFV 对胎儿有潜在的不良风险，育龄妇女在使用期间应避免怀孕）。所以对那些有怀孕意愿的或者不采取避孕措施的妇女，应选用不含 EFV 的其他抗病毒治疗方案。

（2）婴儿：艾滋病感染母亲所生儿童应在出生后尽早（6~12h 内）开始服用抗病毒药物，常规给予齐多夫定或奈韦拉平，至生后 4~6 周，对于孕期抗病毒治疗不满 4 周或产时发现感染的孕产妇所生儿童服用抗病毒药物延长至生后 6~12 周，具体详见国家卫生计生委《预防艾滋病、梅毒和乙肝母婴传播工作实施方案（2015 年版）》。

三、评估与管理

（一）孕前评估

1. 备孕的 HIV 感染者要提前检验 CD4+T 淋巴细胞和 HIV-RNA，了解目前病情的进展情况。

2. 排除由免疫缺陷引起的相关疾病，全面评估身体健康情况。

（二）孕期保健与管理

1. 首次接诊的医疗单位应主动提供预防艾滋病母婴传播咨询与评估,由孕产妇及其家人在知情同意的基础上做出终止妊娠或继续妊娠的决定。

2. 对于选择终止妊娠的 HIV 感染孕妇,应给予安全的人工终止妊娠服务,指导她们尽早到当地卫生部门规定的医疗机构[上海市(复旦大学附属)公共卫生临床中心]进行计划生育手术。

3. 决定继续妊娠的 HIV 感染孕妇,指导其及时转诊到当地卫生部门规定的医疗机构[上海市(复旦大学附属)公共卫生临床中心],集中管理、产检和治疗。

（三）产时处理,安全助产

1. 遵循治疗原则,及时给予抗反转录病毒药物干预。

2. 提供安全的助产服务,尽量避免可能增加 HIV 母婴传播危险的会阴侧切、人工破膜、使用胎头吸引器或产钳助产、宫内胎儿头皮监测等损伤性操作,减少在分娩过程中 HIV 传播的概率。

（四）产后指导

1. 产妇遵循艾滋病诊疗规范,母子同到当地卫生部门规定的医疗机构[上海市(复旦大学附属)公共卫生临床中心]进行产后 42d 产科随访,如有任何异常表现,可提前进行产后随访、检查。

2. 婴儿随访

（1）HIV 感染孕产妇所生儿童提倡人工喂养,避免母乳喂养,杜绝混合喂养。

（2）所有的婴儿必须采用直接检测 HIV 的病毒学检测(如 HIV-RNA 核酸检测和 HIV-DNA 核酸检测)来进行 HIV 感染诊断;不应采用 HIV 抗体检测。

（3）出院时医生应该制订明确的随访方案,产妇和家属应按照医院的约定,按时到当地卫生部门规定的医疗机构进行随访。

第三节　肺 结 核 病

肺结核(pulmonary tuberculosis)是由结核分枝杆菌通过呼吸道感染而引起的肺部急、慢性传染病。

一、诊断方法

（一）病史

有月经失调或闭经。咳嗽、咳痰、咯血、胸痛,辅助生殖技术怀孕。

（二）临床表现

症状与体征:午后低热、乏力、食欲减退、消瘦、盗汗等,也称结核中毒症状。重症肺结核时,常出现渐进性呼吸困难。

（三）辅助检查

1. 疑似病例　符合以下条件之一者

（1）有肺结核可疑症状的孕产妇,同时伴有与痰涂片阳性肺结核患者密切接触史或结核菌素试验强阳性。

（2）仅胸部影像学检查显示与活动性肺结核相符的病变。

2. 临床诊断病例　痰涂片 3 次阴性,胸部影像学检查显示具有与活动性肺结核相符的病变必备条件。再符合下列选择条件之一者即为临床诊断病例。

（1）有咳嗽、咳痰、咯血等肺结核可疑症状。

（2）结核菌素试验（purified protein derivative, PPD）强阳性。

（3）抗结核抗体阳性。

（4）肺外组织病理检查证实为结核病变,经诊断性治疗或随访观察可排除其他肺部疾病者。

3. 确诊病例　痰涂片阳性肺结核,符合下列 3 项之一者为痰涂片阳性肺结核病例。

（1）2 份痰涂片抗酸杆菌阳性。

（2）1 份痰涂片抗酸杆菌阳性,加肺部影像学检查符合活动性肺结核表现。

（3）1 份痰涂片抗酸杆菌阳性,加 1 份痰标本结核分枝杆菌培养阳性。

4. 仅培养阳性肺结核。

（1）痰涂片阴性。

（2）肺部影像学检查符合活动性肺结核表现,加 1 份痰标本结核分枝杆菌培养阳性。同时符合上述 2 项者为仅培养阳性肺结核。

5. 肺部病变标本病理学诊断为结核病变者。

二、治疗原则

1. 一般治疗　保证充分的休息及营养,及时治疗妊娠合并症及并发症。

2. 抗结核药物治疗　依据卫生部《肺结核诊治规范（2012 年版）》和《妊娠期用药指南》推荐药物治疗方案分为初治肺结核、复治肺结核及耐药肺结核 3 种方案。

3. 妊娠合并肺结核患者需要产科与内科医师共同制订抗结核治疗方案,监测治疗效果及妊娠结局。

妊娠期首次发现的肺结核根据肺结核是否活动,采用预防性和治疗性抗结核方案。

（1）预防性治疗的指征及方案:建议在妊娠 28 周至产后 3 个月推荐使用异烟肼,通常为 0.3g/d 或 5mg/(kg·d)顿服,维生素 B_6 50mg/d,疗程为 6~12 个月。

有下列指征者应当用药:

有与活动性肺结核患者密切接触史,且 PPD 试验强阳性。

PPD 试验由阴性转为阳性。

糖尿病患者 PPD 试验≥5mm 者。

人类免疫缺陷病毒感染者。

（2）治疗的指征及方案:治疗的指征及方案适用于临床诊断和确诊病例,孕期推荐强化期 2 个月和巩固期 4 个月。

（3）治疗效果的判断:以临床表现好转作为主观判断指标,以痰涂片是否转阴、病灶吸收情况、肺部空洞闭合时间和血沉下降速度作为客观指标,一般以治疗后 2 周、4 周、3 个月、6 个月作为监测的时间点。

（4）药物毒副反应的监测:抗结核治疗疗程长,药物毒副反应的发生率为 5%~20%,妊娠期间发生率高于非孕期。一旦出现相关症状,及时复查,无症状者每月至少复查 1 次肝肾功能及血常规,如肝酶大于正常值 5 倍时须停药。

（5）抗结核药物对胚胎和胎儿的影响:用药前需综合评估对母胎的利弊关系,知情同意后用药。

异烟肼和乙胺丁醇为妊娠各期的首选药,二者均可通过胎盘屏障,但异烟肼毒性反应小,未发现对胎儿有致畸作用。

利福平在妊娠 12 周之内禁用,12 周后慎用。

吡嗪酰胺对胎儿的毒副作用尚不清楚,应用时需谨慎。

上述 4 种药物,在世界卫生组织妊娠期结核治疗的建议中均可选用。氟喹诺酮类和氨基糖苷类列为妊娠期禁用药。

4. 手术治疗　仅在病灶局限,反复咯血或肺结核瘤、空洞经保守治疗无效,考虑手术疗法对母婴有利情况下才实施。

施行手术的时间建议在妊娠 16~28 周进行。术式应选择简单快速的方式进行,根据病变程度和范围而定,包括肺楔形切除、肺段切除、肺叶切除或一侧肺切除。

三、评估与管理

（一）孕前评估

肺结核妇女在怀孕前应到专科医院进行病情评估,排除不合适妊娠的因素,以保证孕期安全。

（二）孕期保健与管理

1. 妊娠合并肺结核病均应转到当地卫生部门规定的医疗机构[上海市（复旦大学附属）公共卫生临床中心]进行集中治疗和管理。

2. 要加强产科检查,适当缩短产检间隔时间。有独立的产检房间和必要的隔离措施,避免院内交叉感染。

3. 住院指征　①存在较重合并症或并发症者;②出现较重不良反应,需要住院进一步处理者;③需要有创操作（如活检）或手术者;④合并症诊断不明确,需要住院继续诊疗者。

（三）分娩期处理

1. 应建议终止妊娠的情况

（1）妊娠反应严重者或出现严重呼吸道症状或中毒症状。

（2）肺结核病变广泛,反复咯血,痰涂片阳性者。

（3）肺结核伴有结核性脑膜炎。

（4）结核性心包炎等肺外结核,尤其是肾、肝、骨结核需长期治疗者。

（5）结核病伴心、肝、肾功能不全,不能耐受妊娠、自然分娩及剖宫产术。

（6）耐多药结核病、HIV 感染或艾滋病孕妇合并结核病者,糖尿病孕妇合并结核病者,治疗期内应用了大量的引发胎儿异常、可能造成新生儿先天不足的药物,如链霉素等。

2. 继续维持妊娠的条件和处理方案　结核病情轻微,无明显并发症及合并症,疾病处于相对稳定期,无严重妊娠反应。对经治疗后病情稳定的结核孕妇,应在预产期前 1~2 周住院待产。如无产科手术指征,应鼓励经阴道试产。

（1）第一产程:应补足液体和营养需要,保证休息,密切观察产程进展和母体情况。

（2）第二产程:避免用力屏气导致肺泡破裂和病灶扩散,可适当助产缩短第二产程。

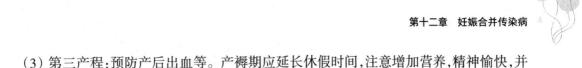

（3）第三产程：预防产后出血等。产褥期应延长休假时间，注意增加营养，精神愉快，并按结核病相关要求完成复查和随诊。

（四）产后指导

1. 产妇在专科医院的指导下继续进行结核病的监控与治疗。

2. 加强营养，注意休息，避免过分疲劳。

3. 常规产后 42d 产科随访，有任何异常及时就诊不得延误。

4. 新生儿出生后，留脐带和胎盘检查结核菌。母亲为活动性结核者，新生儿必要时应进行 PPD、胸部平片检查和结核杆菌的涂片及培养，实行母婴隔离，禁止哺乳。

（1）若肺结核孕妇分娩时痰结核杆菌涂片为阴性，新生儿需接种卡介苗，但不必预防性治疗。

（2）如母亲分娩时结核杆菌涂片仍为阳性，且婴儿情况良好，则建议及时到专科医院进行随访，并给予婴儿 3 个月的预防性治疗。

（3）产后需用氟喹诺酮类和氨基糖苷类治疗的产妇禁止哺乳，服用其他药物的产妇产后如母体情况稳定可母乳喂养。

第四节 麻 疹

麻疹（measles）是麻疹病毒引起的急性呼吸道传染病，传染性极强，容易引起暴发流行。孕妇患麻疹易引起流产、早产或死产，这种情况多发生在麻疹的出疹期。麻疹病毒可以通过胎盘传给胎儿。

根据流行病学史、临床各期的典型表现，如前驱期的麻疹黏膜斑与出疹发热的关系，出疹顺序、皮疹形态、恢复期退疹顺序、色素沉着、糠麸样脱屑等表现确立临床诊断。

一、诊断方法

典型的麻疹一般 10~14d，接受过被动免疫的病例可延迟到 21~28d。

（一）临床分期

1. 前驱期　从发热到出疹 3~4d，起病后 2~3d，约 90% 的患者口腔可出现麻疹黏膜斑（Koplik spots）。

2. 出疹期　发热第 3~4d 出疹，持续 3~5d，皮疹先见于耳后、发际，逐渐波及颜面和颈部，自上而下蔓延，直至躯干，最后达手掌和足底，为红色斑丘疹。全身症状严重，体温升高，咳嗽加剧，全身淋巴结及肝脾轻度肿大，肺部可闻及少量干湿啰音，并可出现各种并发症。

3. 恢复期　出疹 3~5d 后体温开始下降，全身情况改善，皮疹按出疹顺序消退。

（二）重型麻疹

由于病毒感染量大，毒力强或者感染者体质虚弱，尤其是有慢性基础疾病的患者，临床表现为高温或者体温不升，中毒症状严重，并常发生重度肺炎和心功能不全或者循环障碍、脑炎、脑病等。

（三）并发症

麻疹最常见的并发症为肺炎，是引起患者死亡的主要原因。麻疹病毒本身可引起整个呼吸道炎症，肺部可有间质性改变。继发性肺炎常见病原体为肺炎链球菌、流感嗜血杆菌、

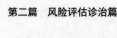

金黄色葡萄球菌或腺病毒等,免疫力低下的人群多见,病死率高。

（四）辅助检查

1. 病原学检查　免疫法检测血清特异性麻疹 IgM 抗体,有条件可检测鼻咽部分泌物麻疹病毒抗原。

2. 实验室检查　外周白细胞总数减少,继发淋巴细胞增多或者合并细菌感染者,白细胞总数和中性粒细胞比率可上升,C-反应蛋白升高。重型麻疹可出现血小板减少。

二、治疗原则

1. 麻疹是自限性疾病,以支持治疗和防治并发症为主。

2. 患者均需进行隔离,无并发症者可居家隔离。

3. 病情严重合并并发症者,尤其是有慢性基础性疾病或免疫功能抑制的患者,必须住院隔离。病人配戴口罩,病房封闭中央空调,开窗通风,保持空气新鲜。定时紫外线消毒,病人衣服每日更换。护理人员保持孕妇眼、鼻、口腔、皮肤的清洁及黏膜的完整性,预防破损。

4. 预防及积极治疗并发症　易发生肺炎、喉炎、结膜炎及消化道系统并发症。

三、评估与管理

（一）孕前评估

孕前多数人已经接受计划免疫预防接种,对疑似病人要进行必要筛查,尽量避免在急性期怀孕。

（二）孕期管理

严密观察病情进展,预防重型麻疹,积极治疗并发症,注意母婴监护。

1. 在孕早期及孕中期,妊娠合并麻疹时应积极对症支持治疗,加强母胎监护,在病情允许的情况下延长孕周数,提高胎儿的存活率。

2. 孕晚期妊娠合并麻疹时,因为胎儿出生前几天母亲患麻疹,出生新生儿可患麻疹,在监测孕妇及胎儿的基础上尽量避开麻疹急性期终止妊娠,以防麻疹传染给新生儿。

（三）产后指导

1. 产后仍处于急性期,要和新生儿隔离,及时鉴别新生儿感染征象。

2. 母子要严密观察病情进展和并发症情况,及时就诊。

第五节　水　痘

水痘是水痘-带状疱疹病毒（varicella-zoster virus，VZV）经呼吸道飞沫和密切接触传播导致的急性呼吸道传染病。

一、诊断方法

（一）临床表现

1. 前驱期　低热、头痛、乏力、食欲减退、咽痛等上呼吸道感染症状。持续 1~2d 后出现皮疹。

2. 出疹期　皮疹呈现于躯干部最多,可见斑疹、丘疹、疱疹、结痂同时存在,1~6d 分批出现。根据典型的瘙痒和疱疹等临床表现诊断,一般不需要实验室检查。在出疹前的 48h 至水疱结痂期间具有传染性。

3. 孕产妇患病严重,可引起肺炎和脑炎等。

4. 初次感染之后,病毒潜伏在感觉神经节,可被重新激活,引起红斑、水疱,称为带状疱疹。感染后几天出现抗体,以后对原发性 VZV 感染终身免疫。

(二)辅助检查

如果需要实验室诊断,可对无覆盖的皮肤破损或囊液取样后用 PCR 检测水痘病毒 DNA。在早期妊娠妇女应通过询问感染史或疫苗接种史了解免疫状态,如果没有感染或预防接种史,应检测 VZV IgG。特异性抗体产生于出疹后的 2~5 天,因此出疹的前几日血清 IgG 和 IgM 抗体阴性并不能排除水痘的诊断。

二、治疗原则

1. 皮疹出现的 24h 内口服阿昔洛韦。

2. 分娩前 5d 和产后 2d 出现感染症状的母体,其新生儿应给予水痘带状疱疹免疫球蛋白(VZIG)。

3. 出生后 2 周内患有水痘的新生儿应静脉注射阿昔洛韦治疗。

三、评估与管理

(一)孕前评估

认真询问病史了解 VZV 免疫状态。水痘感染史可预测 97%~99% 的既往感染与终身免疫相一致的血清学阳性,如果没有水痘感染病史,则通过检测水痘 IgG 抗体了解免疫状态,必要时孕前接种疫苗。

(二)孕期管理

1. 在流行季节,要注意对备孕的发热病人的诊断和鉴别诊断,及时发现急性感染病人,给予及时治疗和隔离。

2. 孕产妇一旦感染后病情严重,10%~20% 的孕妇水痘感染将发展成肺炎,是导致孕产妇死亡的重要危险因素,应该及时按照原则治疗,减少孕妇水痘相关肺炎的发病率和死亡率。

3. 妊娠期水痘可通过胎盘传播,导致先天性或新生儿水痘。分娩前 5d 和产后 2d 出现感染症状的母体,其生成的 IgG 抗体不足以经胎盘使胎儿和新生儿产生被动免疫。母体应用 VZIG,30%~40% 的新生儿仍会感染,但并发症会减轻。

(三)产后指导

1. 新生儿出生后 2~5d 内给予水痘带状疱疹免疫球蛋白,出生后 2 周内患有水痘的新生儿应静脉注射阿昔洛韦治疗。

2. 常规产后 42d 门诊复查。

拓展阅读

[1]中华医学会肝病分会,中华医学会传染病分会. 中国慢性乙肝防治指南(2015). 临床肝胆病杂志,

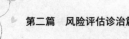
2015,31(12):1941-1958.

[2] 中华医学会肝病学分会,中华医学会感染病学分会.丙型肝炎防治指南(2015年版).中国肝脏病杂志(电子版),2015(3):19-35.

[3] 国家卫生计生委.关于全面开展预防艾滋病、梅毒和乙肝母婴传播工作的通知:国卫办妇幼发〔2015〕23号.

[4] 中国医师协会感染医师分会.戊型病毒性肝炎诊疗规范.中华临床感染病杂志,2009,2(5):260-263.

[5] 中华医学会感染病学分会艾滋病学组.艾滋病诊疗指南第三版(2015版).中华临床感染病杂志,2015,8(5):385-401.

[6] World Health Organization. The use of bedaquiline in the treatment of multidrug-resistant tuberculosis:interim policy guidance. World Health Organization,2014.

[7] National Collaborating Centre for Chronic Conditions. Tuberculosis:clinical diagnosis and management of tuberculosis,and measures for its prevention and control. Journal of Hospital Infection,2006,64(3):309-310.

[8] 中华人民共和国卫生部.关于加强预防艾滋病母婴传播工作的指导意见:卫妇社发〔2006〕171号.

[9] 张卫社,刘月兰,徐芳.妊娠合并肺结核的诊断与治疗.中华产科急救电子杂志,2013,2(2):101-105.

[10] 张永信.感染病学.北京:人民卫生出版社,2009.

[11] HUGHES B L,PAGE C M,KULLER J A. Society for Maternal-Fetal Medicine(SMFM)consult series #43:hepatitis C in pregnancy:screening,treatment and management. American Journal of Obstetrics & Gynecology,2017,217(5):B1-B11.

（蒋佩茹）

第十三章

产科并发症及其他

产科并发症主要是指妊娠期特有的并发症,如妊娠期糖尿病、妊娠期高血压疾病、产科出血、胎位异常等。

风险分级:

(一) 红色

1. 三胎及以上妊娠伴发心肺功能减退。

2. 凶险型前置胎盘伴植入。

3. 红色预警范畴　疾病产后尚未稳定。

4. 危重病情上报范畴

(1) 产科出血[>2000ml,或出现休克、弥散性血管内凝血(disseminate intravascular coagulation,DIC)者]。

(2) 重度子痫前期(心衰、肾衰、脑出血、HELLP综合征等)、子痫。

(3) 羊水栓塞。

(4) 子宫破裂伴休克。

(5) 各种产科疾病所致的DIC。

(6) 妊娠期急性脂肪肝。

(7) 其他危及生命的产科疾病。

(二) 橙色

(1) 三胎及以上妊娠。

(2) Rh血型不合。

(3) 瘢痕子宫(距末次子宫手术间隔<18个月)。

(4) 瘢痕子宫伴中央性前置胎盘。

(5) 各类子宫手术史(如剖宫产、宫角妊娠、子宫肌瘤挖除术等)≥2次。

(6) 双胎、羊水过多伴发心肺功能减退。

(7) 重度子痫前期、慢性高血压合并子痫前期。

(8) 原因不明的发热。

(9) 产后抑郁症、产褥期中暑、产褥感染等。

(三) 黄色

(1) 双胎妊娠。

(2) 先兆早产。

（3）胎儿宫内生长受限。

（4）妊娠期高血压疾病（除外红、橙色）。

（5）妊娠期肝内胆汁淤积症。

（6）未足月胎膜早破。

（7）羊水过少。

（8）羊水过多。

（9）≥36周胎位不正。

（10）前置胎盘。

（11）妊娠剧吐等。

第一节　产科出血

产科出血是产科常见的症状，根据发病时间可分为孕早期、孕中期、孕晚期、产后及产褥期出血。本节列举对孕产妇威胁较大的病种加以指导。

风险分级：

（一）红色预警

1. 凶险性前置胎盘伴植入可能。

2. 孕产妇危重病情上报范畴。

（1）产科出血（>2000ml或出现休克、DIC者）。

（2）羊水栓塞。

（3）子宫破裂。

（4）各种产科疾病所致的DIC。

（5）休克。

（二）橙色预警

瘢痕子宫伴中央性前置胎盘。

（三）黄色预警

1. 前置胎盘。

2. 胎盘早剥。

3. 异位妊娠。

【异位妊娠】

一、风险分级

红色：出血>2000ml或出现休克、DIC者，属于危重病情上报范畴。

二、分类

输卵管妊娠、卵巢妊娠、腹腔妊娠、阔韧带妊娠、宫颈妊娠、残角妊娠。

三、诊断方法

1. 症状　停经或淋漓不尽阴道出血,腹痛、肛门坠胀、肩膀痛,破裂后可有内出血表现如晕厥与休克。

2. 体征

（1）下腹压痛、反跳痛,患侧部位疼痛。

（2）可呈贫血貌,急性大量出血可有休克表现。

（3）妇科检查:阴道内有少许暗红色血,宫颈举痛、后穹窿触痛、附件区包块及压痛;宫颈妊娠时宫颈软、紫蓝色、膨大。

3. 辅助检查

（1）超声:子宫增大,妊娠囊位于宫腔体部之外,盆腔有积液。

（2）血 β-hCG:倍增速度慢、孕酮低。

（3）后穹窿穿刺或腹腔穿刺:注意有无不凝血。

（4）腹腔镜探查。

四、治疗原则

1. 根据患者病情轻重及内出血程度采取不同治疗方案。

2. 无内出血或仅少量内出血、病情较轻的早期患者可予保守治疗。

3. 一旦有腹腔内出血、休克者应启动危重孕产妇抢救流程,及时输液输血,纠正休克同时行急诊手术。

4. 腹腔妊娠确诊后应剖腹取出胎儿。

5. 残角妊娠确诊后应及早手术,切除残角子宫。

五、评估与管理

1. 异位妊娠诊治的关键在于早发现。

2. 育龄期妇女如合并腹痛、阴道出血均需首先请妇产科会诊,除外异位妊娠。

3. 随着辅助生殖技术的发展,需警惕宫内、宫外同时妊娠。

4. 对于瘢痕子宫的孕妇,注意超声下孕囊定位。

【前置胎盘】

一、风险分级

1. 红色预警　凶险性前置胎盘伴植入可能。

2. 橙色预警　瘢痕子宫伴中央性前置胎盘。

3. 黄色预警　前置胎盘。

二、诊断方法

1. 病史　人工流产史、剖宫产史、肌瘤剥出史等。

2. 症状　妊娠晚期或临产后突然出现无诱因、无痛性的阴道流血。

3. 体征

(1) 反复出血可呈贫血貌,急性大量出血可致失血性休克。

(2) 子宫软、无压痛,子宫轮廓清楚,子宫大小符合妊娠周数。

(3) 胎位清楚,胎先露高浮或伴有胎位异常。

4. 辅助检查 超声或磁共振检查显示:

(1) 胎盘组织完全覆盖宫颈内口为完全性前置胎盘;胎盘组织部分覆盖宫颈内口为部分性前置胎盘;胎盘边缘达到宫颈内口但未超越为边缘性前置胎盘;胎盘附着于子宫下段、边缘距宫颈内口的距离 <20mm 为低置胎盘。

(2) 超声或磁共振等影像学检查提示是否存在胎盘粘连或植入。

三、治疗原则

1. 对于瘢痕子宫,要考虑胎盘植入可能并尽早进行产前确诊,若确诊则转诊到三级甲等医院;如果产前确诊胎盘植入有困难,也应转到三级甲等医院。

2. 处理原则 抑制宫缩、止血、纠正贫血和预防感染、产后出血,尽可能延长孕周,必要时促胎肺成熟。

3. 据类型适时终止妊娠 术前充分备血。出血量大甚至休克,挽救孕妇生命,应立即终止妊娠。妊娠 34~36 周有胎儿窘迫等产科指征时,经促胎肺成熟,可急诊手术;无临床症状前置胎盘合并胎盘植入者在妊娠 36 周 ~37^{+6} 周择期终止妊娠。妊娠 37 周无症状的完全性前置胎盘、妊娠 37^{+6} 周边缘性前置胎盘可考虑择期终止妊娠;部分性前置胎盘应根据胎盘遮盖宫颈内口情况适时终止妊娠。

4. 对于附着于前壁的前置胎盘,要注意胎儿娩出方式,尽量避开胎盘位置娩出胎儿。充分利用新技术,减少严重产后出血。

5. 组建多学科团队(产科、新生儿科、麻醉科、介入科、泌尿外科、妇科等)。

四、评估与管理

1. 注意孕期出血、孕妇血红蛋白变化。

2. 对于长期卧床的孕妇需要预防血栓性疾病。

【胎盘早剥】

一、风险分级

1. 橙色预警 胎盘早剥合并凝血功能障碍或血流动力学不稳定。

2. 黄色预警 胎盘早剥。

二、诊断方法

1. 症状 腹痛、阴道流血。

2. 体征 腹部张力高、压痛和反跳痛阳性、胎心异常。

3. 辅助检查 超声提示胎盘增厚或胎盘后血肿;胎心监测提示胎儿宫内窘迫;凝血功能检查提示异常。

三、治疗原则

1. 早期识别,根据孕周和胎盘早剥程度决定处置方案;及时终止妊娠;纠正休克及防治并发症。

2. 重度胎盘早剥应该立即终止妊娠;轻度胎盘早剥,足月妊娠应及时终止妊娠。

3. 孕周小、轻度胎盘早剥,母儿情况稳定,可以在严密监护下继续妊娠。

四、评估与保健管理

1. 注意胎盘早剥的临床表现不典型。

2. 超声无阳性发现不能排除胎盘早剥。

3. 有时需要动态随访,不能单凭一次检查排除或确认胎盘早剥。

4. 注意生命体征、胎儿宫内状况、血常规和凝血功能监测。

【子宫破裂】

一、风险分级

红色:危重病情上报范畴。

二、诊断方法

1. 病史 子宫体部常见原有瘢痕破裂。子宫下段破裂一般发生于临产后,通常见于有子宫下段剖宫产史或临产后有分娩梗阻或不恰当使用缩宫素者。也有子宫肌瘤剔除后子宫破裂、人流穿孔部位子宫破裂。

2. 症状 剧烈腹痛伴恶心呕吐、阴道出血;胎儿电子监护发现胎心减慢。休克与体征不成比例。

3. 体征 休克及明显腹部体征,胎心音常消失,子宫轮廓不清。阴道检查胎先露上升或消失。

4. B型超声 腹腔有游离液体或无液体,必要时可以做腹穿。

三、治疗原则

子宫破裂治疗应做到早诊断、早手术、早输血。

1. 明确诊断后立即剖腹探查,并启动危重孕产妇救治流程。

2. 保持静脉通畅,积极输血纠正贫血。

3. 手术范围 根据破裂时间长短、切口整齐否、有无感染决定修补术、全子宫切除术。

4. 术后应用大量广谱抗感染药物。

5. 注意医患交流和沟通。

四、评估与管理

1. 产程中需密切注意宫缩、腹部体征、胎心、尿色的变化。

2. 明确先兆子宫破裂时,即应尽快剖宫产术,同时迅速抑制宫缩。

3. 术中需仔细探查有无阔韧带血肿及邻近脏器损伤。

【产后出血】

一、风险分级

红色预警:出血 >2000ml 或出现休克、凝血功能障碍,属于危重病情上报范畴。

橙色、黄色预警:与产前风险分级相同,出血 500~2000ml。

二、诊断方法

1. 临床表现

(1)宫缩乏力出血:间歇性,色暗红,有凝血块,宫缩好转出血减少。

(2)胎盘因素:胎盘娩出前后阴道出血多,间歇性,色暗红。

(3)软产道裂伤:持续性,色鲜红,可自凝。

(4)凝血功能障碍:血液不凝,伤口和全身不同部位出血。

2. 辅助检查　血常规、凝血功能、血气、肝肾功能等。

三、治疗原则

1. 建立静脉通道,积极补充血容量,纠正失血性休克。

2. 呼吸管理,保持气道通畅。

3. 监测出入血量及生命体征、动态监测实验室检查的变化。

4. 迅速寻找原因,针对原因进行处理。

(1)子宫收缩乏力:加强宫缩,可使用子宫收缩的药物、子宫按摩或压迫;手术止血包括纱条或球囊填塞、缝扎子宫血管或髂内动脉、血管栓塞,必要时行子宫切除术。

(2)胎盘因素:胎盘滞留及时取出胎盘;胎盘残留,手取或清宫;胎盘植入,根据出血情况和植入大小,采取保守或手术治疗方案;不管何种情况,药物或保守性手术治疗无效,需行子宫切除术。

(3)软产道裂伤:及时、彻底缝合,需要良好麻醉、暴露充分手术视野。

(4)凝血功能障碍:针对病因对症处理,关键是纠正凝血功能。

5. 预防感染　使用广谱抗生素。

四、评估与管理

1. 第三产程应严密监测生命体征、阴道出血量、宫底高度及膀胱充盈情况。

2. 一旦发生,立即呼叫团队并启动多学科合作(产科、重症监护室、麻醉科、血库、检验科等)。

3. 估计出血量非常关键,使用休克指数,并且做好动态随访。

4. 及时发现血肿和内出血。

第二节　羊　水　栓　塞

一、风险分级

红色:危重病情上报范畴。

二、诊断方法

1. 依临床症状诊断,多症状不典型。

2. 存在羊水栓塞高危因素和诱因　经产妇;多有胎膜早破或人工破膜史;宫缩过强或缩宫素(催产素)应用不当;胎盘早期剥离、前置胎盘、子宫破裂或剖宫产等。

3. 多数病例在发病时,首先出现一些前驱症状,如寒战、烦躁不安、咳嗽、气急、发绀、呕吐等;胎儿窘迫。

4. 心肺功能受损、凝血功能障碍和肾功能障碍临床表现。

三、治疗原则

1. 一旦临床怀疑羊水栓塞,应立即开始救治,并启动危重孕产妇救治流程,并可以启动全市预警系统。

2. 孕产妇各个系统功能的严密动态监测,包括有创监测。

3. 纠正低氧,降低肺动脉高压,保护多脏器功能。

4. 积极备血,并纠正凝血功能障碍。

5. 抗过敏和纠正休克。

6. 及时终止妊娠,适时切除子宫。

四、评估与管理

1. 一旦临床怀疑羊水栓塞,就应该马上给予多学科协作救治。

2. 产后出现临床表现(生命体征、凝血功能如血不凝等)与失血量不符,应该考虑羊水栓塞可能;但密切注意失血量估计不足。

3. 注意医患交流和沟通。

第三节　妊娠期高血压疾病

妊娠期高血压疾病包括妊娠期高血压、子痫前期、子痫、慢性高血压并发子痫前期及慢性高血压。

一、风险分级

(一) 红色

妊娠期高血压疾病合并严重并发症,如子痫、重度子痫前期合并严重并发症(HELLP 综合征、妊娠期高血压性心脏病、弥散性血管内凝血、脑血管意外等)。

（二）橙色

重度子痫前期、慢性高血压合并子痫前期。

（三）黄色

除红色和橙色之外的妊娠期高血压疾病。

二、诊断方法

妊娠期高血压疾病诊断标准如下：

（一）妊娠期高血压

妊娠 20 周后出现高血压，收缩压≥140/90mmHg 和 / 或舒张压≥90mmHg，于产后 12 周恢复正常；尿蛋白（－）；产后方可确诊。

（二）子痫前期

妊娠 20 周以后出现收缩压≥140/90mmHg 和 / 或舒张压≥90mmHg；伴有尿蛋白≥0.3g/24h 或随机尿蛋白（＋），或虽无蛋白尿，但合并下列任何一项者：

1. 血小板减少（血小板 <100×10^9/L）。

2. 肝功能损害（血清转氨酶水平为正常值 2 倍以上）。

3. 肾功能损害（血肌酐水平 >1.1mg/dl 或为正常值的两倍以上）。

4. 肺水肿。

5. 新发生的中枢神经系统异常或视觉障碍。

（三）子痫

子痫前期基础上发生不能用其他原因解释的抽搐。

（四）慢性高血压并发子痫前期

慢性高血压妇女妊娠前无蛋白尿，妊娠 20 周后出现蛋白尿；或妊娠前有蛋白尿，妊娠后尿蛋白明显增加，或血压进一步升高，或血小板 <100×10^9/L，或出现其他肝肾功能损害、肺水肿、神经系统异常或视觉障碍等严重表现。

（五）妊娠合并慢性高血压

妊娠 20 周前≥140mmHg 和 / 或舒张压≥90mmHg（除外滋养细胞疾病），妊娠期无明显加重；或妊娠 20 周后首次诊断高血压并持续到产后 12 周后。

子痫前期伴有下面任何一种表现，可诊断为重度子痫前期。

（1）收缩压≥160mmHg 和 / 或舒张压≥110mmHg（卧床休息，两次测量间隔至少 4h）。

（2）血小板减少（<100×10^9/L）。

（3）肝功能损害（血清转氨酶为正常值 2 倍以上），严重持续性右上腹或上腹疼痛，不能用其他疾病解释，或两者均存在。

（4）肾功能损害（血肌酐水平 >1.1mg/dl 或无其他肾脏疾病时肌酐水平为正常值的 2 倍以上）。

（5）肺水肿。

（6）新发生的中枢神经系统异常或视觉障碍。

三、治疗原则

（一）一般治疗原则

镇静,控制血压,预防和控制抽搐,有条件利尿和扩容,加强母儿监测,适时终止妊娠,选择合适终止妊娠方式;不同类型妊娠期高血压疾病原则不同。

（二）妊娠期高血压、慢性高血压合并妊娠

1. 酌情降压治疗　收缩压≥160mmHg 和 / 或舒张压≥110mmHg 的高血压孕妇应进行降压治疗;收缩压≥140mmHg 和 / 或舒张压≥90mmHg 的高血压患者也可应用降压药。

2. 可期待至孕 37 周及以后。

3. 原则上考虑阴道试产。

（三）子痫前期

1. 预防抽搐。

2. 有指征地降压、利尿、镇静。

3. 预防和治疗严重并发症,适时终止妊娠。

4. 重度子痫前期预防抽搐,有指征地降压、利尿、镇静,密切监测母胎情况,预防和治疗严重并发症,适时终止妊娠。

（1）评估和监测:应该住院进行基本监测、孕妇和胎儿特殊检查。

（2）控制血压。

（3）预防子痫:硫酸镁是重度子痫前期预防子痫发作的预防用药。

（4）促胎肺成熟。

（5）适时分娩时机。

（6）分娩方式:可放宽剖宫产的指征。

（四）子痫

系危重孕产妇应按照流程及时上报并启动危重救治流程;控制抽搐、甘露醇降颅压、控制血压等,病情稳定后终止妊娠,预防并发症如误吸、损伤、胎盘早剥、酸中毒等。

（五）重度子痫前期合并严重并发症（心衰、肾衰、DIC、脑血管意外等）

除了重度子痫前期治疗原则之外,分别需要和有关科室进行协同治疗。

（六）慢性高血压合并子痫前期

兼顾慢性高血压和子痫前期的治疗。

四、评估与管理

（一）孕前评估

对于慢性高血压的育龄妇女,孕前应请专科评价高血压病情和重要脏器受累情况,调整降压药物。

（二）孕期管理

1. 监测母儿情况,及早发现疾病的进程和胎儿宫内情况。

2. 及早发现是否发生子痫。

3. 注意控制血压至理想程度,根据是否存在脏器受累调整目标血压。

4. 积极预防产后出血,产后不用任何麦角新碱类药物。

（三）产后指导

1. 继续监测血压和脏器指标，继续药物控制血压。
2. 注意不典型子痫前期的不典型临床表现。
3. 是否母乳喂养视病情而定。

第四节　双胎及多胎妊娠

一、风险分级

根据胎数和是否存在心肺功能障碍分为红色预警、橙色预警和黄色预警。

（一）红色

三胎及以上妊娠伴发心肺功能减退。

（二）橙色

三胎及以上妊娠。

（三）黄色

双胎妊娠。

二、诊断方法

（一）病史

1. 双胎及多胎妊娠家族史。
2. 辅助生殖技术后妊娠　询问具体辅助生殖技术的种类（一代、二代或三代），移植时间和数目，新鲜或冷冻胚胎。

（二）辅助检查

超声检查显示：

1. 宫内孕囊或胎儿数量。
2. 明确绒毛膜性，尽量在孕14周内完成。妊娠6~9周，可通过孕囊数目判断绒毛膜性；妊娠10~14周，可以通过双胎间的羊膜与胎盘交界的形态判断绒毛膜性。

三、治疗原则

1. 产前诊断进行唐氏综合征筛查和诊断，提供减胎的选择。
2. 妊娠期并发症的监测和预防（如贫血、早产、妊娠期高血压疾病、妊娠期糖尿病、产后出血等）。
3. 早产相关并发症防治，必要时促胎肺成熟、宫内转运等。
4. 若行过减胎的双胎及多胎妊娠，注意监测感染和凝血功能指标。

四、评估与管理

（一）孕前评估

严格遵守辅助生殖技术放置胚胎的原则，依规放置1枚胚胎。严格把握移植2枚胚胎的指征，杜绝移植3枚及以上胚胎。

（二）孕期保健与管理

1. 重视对孕妇整体评估，尤其是否有内外科合并症。

2. 绒毛膜性的判断　产科助产人员包括超声医生应该具有在孕 14 周前判断双胎及多胎妊娠绒毛膜性的意识。一旦发现三胎妊娠或单绒毛膜性双胎尽快转诊到三级甲等医院产检和分娩。

3. 早产风险的评估　根据早产征兆和超声筛查宫颈长度，筛查早产高风险人群，尽早行宫内转运或促胎肺成熟。孕激素、宫颈环扎预防双胎早产效果并不明确。

4. 心肺功能评估　重视孕妇主诉和查体，及时进行心肺功能评价，及早进行干预。

5. 贫血纠正和预防。

6. 终止妊娠和分娩方式选择　根据绒毛膜性、有无并发症和胎位，综合判断。

（三）产后指导

1. 注意纠正贫血，及时补充铁和钙。

2. 注意休息，保证产妇恢复。

3. 指导母乳喂养。

第五节　羊水量异常

根据超声测量估算的羊水量分为羊水过多和羊水过少。

一、风险分级

羊水过多是否影响心肺功能，分为橙色预警和黄色预警。

（一）橙色

羊水过多伴发心功能Ⅱ级及以上或呼吸衰竭。

（二）黄色

羊水过多和羊水过少。

二、诊断方法

（一）羊水过多

超声显示羊水指数（amniotic fluid index，AFI）>25cm 或羊水最大暗区垂直深度（amniotic fluid volume，AFV）>8cm。

（二）羊水过少

超声显示 AFI<5cm 或 AFV<2cm。

三、治疗原则

1. 羊水过多　进一步分析羊水过多可能的原因，如多胎妊娠、妊娠期糖尿病、胎儿畸形等；根据有无严重畸形、孕妇症状和孕周决定治疗方案；若羊水过多同时伴心功能Ⅱ级及以上或呼吸衰竭，可以进行羊水减量术，同时对症治疗。

2. 如果超声提示羊水过少，进一步检查羊水过少原因、是否合并胎儿发育受限。根据有无严重畸形和孕周决定治疗方案。

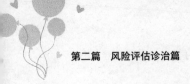

四、评估与管理

1. 孕期应当了解羊水过多的原因。

2. 重点评价羊水过多对于孕妇心肺功能的影响。

3. 羊水过多影响孕妇心肺功能而行羊水减量术,注意防止胎盘早剥。

第六节　母胎 Rh 血型不合

Rh 系统血型不合常见为 Rh 阴性孕妇(缺 D 抗原)分娩 Rh 阳性胎儿(有 D 抗原)产生的免疫反应,也可发生在母亲和婴儿均为 Rh 阳性情况下。是由于胎儿的 C、c、E、e 等不同抗原产生的免疫反应。Rh 血型不合可造成胎儿的溶血病情重,胎儿贫血、水肿、死胎,新生儿严重黄疸、核黄疸等。

一、风险分级

橙色:如果存在 Rh 母儿血型不合。

二、诊断方法

(一)病史

1. 以往有死胎、死产、新生儿黄疸死亡史。

2. 有过产科操作,羊膜腔穿刺、脐血穿刺、人工流产、人工剥离胎盘史等。

(二)临床表现

胎儿贫血表现,胎儿大脑中动脉峰值血流速度(peak systolic velocity, PSV)≥1.5MoM、胎儿水肿等。

(三)辅助检查

1. 血清 Rh 抗 D-IgG 滴度。

2. 定期行 B 超检测胎儿情况。

三、治疗原则

1. 从孕早期开始动态随访孕妇血清 Rh 抗 D-IgG 滴度,孕 24 周前每月一次,24 周后两周检测一次,若 Rh 抗体效价 >1∶32,胎儿可能发生溶血,并视滴度高低决定随访频率。

2. 随访胎儿、胎盘和羊水情况　胎盘有无水肿、羊水量、胎儿心功能和胎儿水肿。

3. 若胎儿孕周小(18~25 周),出现贫血及有关并发症考虑宫内输血。

四、评估与管理

(一)孕前评估

备孕前进行夫妇血型和血型抗体检查。

(二)孕期管理

1. 除 Rh(D)阴性以外,还应注意其他类型亚型,如 C、E。

2. 询问是否行异型输血、妊娠史(包括异位妊娠、滋养细胞疾病等)。

3. 妊娠期若有先兆流产、早产或羊膜腔穿刺、外倒转等操作,应该预防 Rh 阴性孕妇致敏(如果有条件,可注射抗 D 免疫球蛋白)。

4. 分娩前备血。

5. 分娩后留脐带以备输血之用。

6. 适时终止妊娠　根据孕周、胎儿是否贫血及贫血程度、胎心监护图形综合判断。

(三)产后指导

1. 孕妇血型 Rh 阴性而孕妇丈夫为 Rh 阳性,应尽快明确新生儿血型。是阳性在分娩后 72h 内肌注或静推抗 D 免疫球蛋白 300μg。

2. 若新生儿血型为 Rh 阴性,不需要特别处置。

第七节　≥36 周胎位不正

一、风险分级

黄色。

二、诊断方法

腹部四步触诊法和超声检查,臀位或横位。

三、治疗原则

1. 纠正胎位　胸膝卧位结合艾灸纠正胎位。

2. 在具备熟练的外倒转技术的医院分娩。

四、评估与管理

(一)孕期管理

1. 若计划阴道分娩,则需要严格评估是否适合阴道分娩并在具备熟练臀位阴道分娩技术的医疗机构进行。

2. 若进行外倒转,需要在外倒转之前进行评估,并需要具有急诊剖宫产的条件。

3. 适时终止妊娠　知情同意后在备有急诊剖宫产条件下尝试孕 38~39 周进行外倒转术。

(二)产后指导

关注新生儿髋关节的评估。

第八节　妊娠期肝内胆汁淤积症

一、风险分级

黄色。

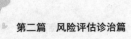

二、诊断方法

（一）病史

前次妊娠是否存在妊娠期肝内胆汁淤积症（intrahepatic cholestasis of pregnancy，ICP），孕妇母亲或姐妹妊娠时是否存在妊娠期肝内胆汁淤积症。

（二）临床表现

1. 症状

（1）皮肤瘙痒：主要的首发症状，初起为手掌、脚掌或脐周瘙痒，可逐渐加剧而延及四肢、躯干、颜面部；瘙痒程度各有不同，夜间加重，严重者甚至引起失眠。70%以上发生在妊娠晚期，平均发病孕周为30周，也有少数在孕中期出现瘙痒的病例。

（2）少数孕妇可有恶心、呕吐、食欲不振、腹痛、腹泻、轻微脂肪痢等非特异性症状。

2. 体征

（1）黄疸：出现瘙痒后2~4周内部分患者可出现黄疸，多数仅出现轻度黄疸。

（2）皮肤抓痕：瘙痒抓挠皮肤可出现条状抓痕，皮肤组织活检无异常发现。

（三）辅助检查

1. 血总胆汁酸水平改变是ICP最主要实验室证据，总胆汁酸水平升高，伴或不伴肝酶水平升高就足以支持ICP诊断和严重程度判别。

2. 丙氨酸转氨酶、天冬氨酸转氨酶可轻度升高。

3. 血清总胆红素水平正常或轻度升高，直接胆红素水平升高为主。

4. ICP肝脏无特征性改变，但建议常规查肝胆B超以排除孕妇有无肝胆系统基础疾病。

（四）分度

1. 轻度　临床症状以皮肤瘙痒为主，无明显其他症状，血清总胆汁酸10~<40μmol/L。

2. 重度　瘙痒严重伴有其他情况如多胎妊娠、妊娠期高血压疾病、复发性ICP、曾因ICP致围产儿死亡，血清总胆汁酸≥40μmol/L。

三、治疗原则

缓解瘙痒症状，降低血胆汁酸水平，改善肝功能；延长孕周，改善妊娠结局。

1. 降胆酸治疗。

2. 母儿监测　注意宫缩、胎儿电子监测和脐动脉血流等。

3. 预防产后出血。

四、评估与管理

（一）孕前评估

有ICP史或家族史、肝脏疾病史的育龄妇女，孕前进行全面肝脏检查，有利于孕期管理。

（二）孕期保健与管理

1. 对于ICP高发地区或有ICP史孕妇，孕期除了特别关注ICP症状之外，要定期随访肝功能，及早发现ICP。

2. 重视胎儿宫内情况监测和孕妇宣教。

3. 临产后加强胎儿监测。

4. 终止妊娠需综合考虑孕周、病情严重程度及治疗后的变化趋势,遵循个体化评估的原则而实施。

(三)产后指导

1. 继续随访肝功能和治疗。

2. 指导避孕方法的选择。

第九节　胎儿生长受限

一、风险分级

黄色。

二、诊断方法

(一)病史

既往妊娠分娩史、慢性疾病史。

(二)临床表现

无明显不适,宫高增长不明显。

(三)辅助检查

经超声评估胎儿体重低于相应孕周应有胎儿体重的第 10 百分位数,低于第 3 百分位数属于严重 FGR。

三、治疗原则

1. 探寻可能病因　早发型或严重 FGR,尤其要排除染色体等问题;超声评价胎盘形态和子宫动脉血流,排除胎盘源性的 FGR。

2. FGR 一经确诊,应立即开始严密监测,适时终止妊娠。

3. FGR 监测方案是联合评估,即综合多普勒超声、羊水量、生物物理评分、胎儿电子监护和胎儿生长情况。

四、评估与管理

(一)孕期管理

除营养因素引起的 FGR 以外,目前没有治疗手段,宫内治疗能改善结局。

(二)胎动计数

根据孕周和病情进行无应激试验和羊水测定或基于胎龄的生物物理评分测定,每周检测脐动脉血流,每 2~3 周超声评估胎儿生长发育情况。

(三)产时处理

1. FGR 的孕妇自然临产后,应尽快入院,行持续胎儿电子监护。

2. 终止妊娠　FGR 终止妊娠时机,必须综合考虑 FGR 的病因、监测指标异常情况、孕周和当地新生儿重症监护的技术水平。

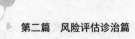

3. 终止妊娠方式　单纯的 FGR 并不是剖宫产的绝对指征；若 FGR 伴有脐动脉舒张末期血流消失或反向，行剖宫产尽快终止妊娠；FGR 若脐动脉多普勒正常，或搏动指数异常但舒张末期血流存在，仍可以考虑引产；若 FGR 已足月，引产与否主要取决于分娩时的监测情况，而剖宫产与否也应主要根据产科指征而定。

（四）产后指导

新生儿按照高危儿处理。

第十节　胎膜早破

一、风险分级

黄色。

二、诊断方法

（一）临床表现

1. 症状　孕妇主诉突然出现阴道流液或无控制的"漏尿"。

2. 体征　窥阴器检查见混有胎脂的羊水自宫颈口流出。

（二）辅助检查

1. 阴道分泌物　pH 试纸变蓝可明确诊断。

2. 阴道液涂片　涂于玻片干燥后显微镜下出现羊齿状结晶提示羊水，精液和宫颈黏液可造成假阳性。

3. 对上述检查方法仍难确定的可疑胎膜早破孕妇，临床应用最多的是针对胰岛素样生长因子结合蛋白-1。

4. 对于可疑胎膜早破孕妇，超声检测羊水量有一定帮助。

三、治疗原则

（一）足月胎膜早破（premature rupture of membranes，PROM）的治疗原则

1. 足月 PROM 明确诊断后，应评估母胎状况，排除胎儿窘迫、绒毛膜羊膜炎、胎盘早剥、胎位异常、母体合并症等。

2. 无剖宫产指征者破膜后 2~12h 内积极引产可以显著缩短破膜至分娩的时间。

3. 宫颈条件成熟足月 PROM 孕妇，行缩宫素静脉滴注是首选引产方法。

（二）未足月 PROM 的治疗原则

1. 对孕妇和胎儿状况全面评估　准确核对孕周，评估有无感染；评估胎儿状况，评估母体有无其他合并症或并发症，如胎盘早剥等。

2. 依据孕周、母胎状况、当地医疗水平及孕妇和家属意愿 4 个方面进行决策。放弃胎儿，终止妊娠；期待保胎治疗；如果终止妊娠的益处大于期待延长孕周，则积极引产或有指征时行剖宫产术分娩。

四、评估与保健

（一）孕期管理

1. 期待治疗之前和过程中，需要动态评估宫内感染征象。

2. 根据不同孕周和是否存在宫内感染，决定抗生素选用。

（二）终止妊娠时机

1. 孕周 <24 周　多不主张继续妊娠，以引产为宜。

2. 孕 24~27$^{+6/7}$ 周者，可依据孕妇及家属意愿终止妊娠。

3. 期待保胎　①孕 24~27$^{+6/7}$ 周符合继续妊娠且孕妇及家人要求继续妊娠，要充分告知风险；②孕 28~33$^{+6/7}$ 周无继续妊娠禁忌，应延长孕周至 34 周，给予糖皮质激素和抗生素治疗，密切监测母胎状况。

（三）终止妊娠方式

1. 孕 34~36$^{+6/7}$ 周，已接近足月者，积极引产。

2. 孕 37 周后，明确诊断的宫内感染、胎儿窘迫、胎盘早剥等不宜继续妊娠者，立即手术终止妊娠。

（四）产后指导

1. 新生儿按高危儿处理。

2. 产褥感染早期征象的宣教。

第十一节　早　产

一、风险分级

黄色。

二、诊断方法

（一）病史

既往史有无早产史。

（二）临床表现

凡妊娠满 28 周且不足 37 周，孕妇宫缩（指每 20min 4 次或每 60min 8 次），但宫颈尚未扩张，而阴道超声测量宫颈长度（cervical length，CL）≤20mm 则诊断为先兆早产。

三、治疗原则

1. 若 <34^{+6} 周先兆早产，促胎肺成熟，抑制宫缩。

2. 妊娠 32 周前，早产者常规应用硫酸镁作为胎儿中枢神经系统保护剂治疗。

四、评估与管理

（一）孕前评估

对于有孕中期流产史或早产史的育龄妇女，需要详细询问病史并相应检查，明确是否存

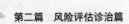

在宫颈功能不全。

（二）孕期管理

1. 注意经阴道随访宫颈长度。

2. 对有条件者可转到有早产儿救治能力的医院分娩；不提倡常规会阴侧切，也不支持没有指征的产钳应用。

3. 对臀位特别是足先露者，应根据当地早产儿治疗护理条件权衡剖宫产利弊，因地制宜选择分娩方式。

4. 早产儿出生后适当延长 30~120s 后断脐带。

5. 适时终止妊娠，根据胎位和孕周等决定分娩方式。

（三）产后指导

新生儿按高危儿处理。

第十二节　孕妇年龄

指孕产期时的孕妇年龄，根据孕产期年龄分类。

一、风险分级

（一）橙色

≥40 岁。

（二）黄色

35~39 岁。

二、诊断方法

1. 孕妇年龄 35~39 岁。

2. 孕妇年龄≥40 岁。

3. 病史　详细询问病史、结婚年龄、受孕方式、妊娠史、重大疾病史、手术史等。

三、治疗原则

1. 若预产期时孕妇年龄≥35 岁，应建议产前诊断。

2. 监测妊娠并发症（妊娠期高血压疾病、妊娠期糖尿病等）和分娩期并发症（产程进展、产后出血、产道损伤等）。

四、评估与管理

（一）孕前评估

孕妇年龄≥40 岁，应行重要脏器功能评估（如心脏功能等）。

（二）孕期管理

1. 关注预产期时年龄，关注非整倍体筛查和诊断。

2. 重视高龄孕妇原有疾病孕期的评估和随访。

（三）产后指导

按照是否存在合并症和并发症个性化处置和宣教。

第十三节　肥胖和超重

一、风险分级

根据孕前体重指数,按照中国标准分为:

（一）橙色

BMI≥28kg/m^2。

（二）黄色

BMI<18.5kg/m^2 或 24kg/m^2≤BMI<28kg/m^2。

二、诊断方法

1. 孕前体重指数,即 BMI(kg/m^2)= 体重(kg)/[身高(m)]^2。

2. 根据孕前 BMI 进行分级,BMI<18.5kg/m^2 为消瘦、18.5kg/m^2≤BMI<24kg/m^2 为正常、24kg/m^2≤BMI<28kg/m^2 为超重、BMI≥28kg/m^2 为肥胖。见表2-3。

表 2-3　各国超重和肥胖的诊断标准　　　　　　　　　　　单位:kg/m^2

分级	国际标准	亚太标准	中国标准
低体重	<18.5	<18.5	<18.5
正常	18.5~24.9	18.5~22.9	18.5~23.9
超重	25~29.9	23~24.9	24~27.9
肥胖	≥30	≥25	≥28

三、治疗原则

1. 生活方式指导　饮食和运动指导。

2. 高血糖、高脂血症及严重并发症(急性胰腺炎)、妊娠期高血压疾病、妊娠期糖尿病、巨大儿和血栓性疾病的防治。

3. 慎重考虑分娩方式。

4. 新生儿产伤、肩难产和产后出血防治。

四、评估与管理

（一）孕前评估

评估是否存在代谢性疾病和心肺功能评价,尤其是重度肥胖者。

（二）孕期管理

1. 关注血糖和血脂情况的监测。

2. 评价血栓性疾病发生风险,对于高危孕妇进行预防。

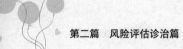

3. 对重度肥胖的孕妇重点关注心肺功能评价。

4. 重视围分娩期麻醉的管理。

（三）产后指导

1. 继续对妊娠期并发症和合并症产后随访和指导。

2. 对产后生活方式进行重点指导。

第十四节　瘢 痕 子 宫

瘢痕子宫形成原因包括剖宫产史、子宫手术史、子宫肌瘤剥出史、子宫破裂或人流穿孔史等,本节瘢痕子宫主要是指剖宫产后。

一、风险分级

（一）红色

妊娠间隔 <6 个月。

（二）橙色

妊娠间隔 ≥6 个月,且 <18 个月。

（三）黄色

妊娠间隔 ≥18 个月。

二、诊断方法

（一）病史

既往剖宫产,此次再次妊娠。

（二）辅助检查

1. 瘢痕妊娠　孕囊着床在子宫切口处,超声或磁共振提示切口处血流丰富或植入等表现。

2. 前置胎盘　超声检查为前置胎盘,再进一步判断胎盘附着部位是否与瘢痕有关。

三、治疗原则

1. 摘录手术记录、术后体温记录单等病史,以便明确子宫手术后恢复情况以及子宫手术与妊娠间隔时间;适时终止妊娠。

2. 注意预防产后出血。

四、评估与管理

（一）孕前评估

1. 除了剖宫产史外,还有其他原因,如肌瘤剥出、异位妊娠宫角部切除、子宫整形术、子宫破裂或穿孔。

2. 关注剖宫产子宫切口愈合情况,如子宫憩室等,明确是否需要治疗后再妊娠。

（二）孕期保健与管理

1. 了解前次手术记录。

2. 孕期应该关注子宫切口的压痛和主诉。

3. 利用超声或磁共振产前诊断胎盘粘连或植入。

4. 孕早期明确是否瘢痕妊娠,若瘢痕妊娠需要终止妊娠,要充分准备和告知。

5. 如果孕早期胎盘附着于子宫瘢痕处,孕中期和孕晚期需要特别随访胎盘位置变化并进行产前诊断明确是否有胎盘植入。

（三）适时终止妊娠

孕晚期分娩方式选择:再次择期剖宫产和阴道试产。如择期剖宫产,手术时机在孕 39 周左右;若选择阴道试产,需要主治及以上医生评估后方可进行,并应有行紧急剖宫产的条件。

（四）产后指导

做好避孕指导。

第十五节　辅助生殖技术后妊娠

一、风险分级

黄色。

二、通过辅助生殖技术妊娠

（一）促排卵后受孕
（二）一代试管婴儿
（三）二代试管婴儿
（四）三代试管婴儿

1. 移植时间和移植数量。

2. 新鲜或冷冻胚胎。

三、治疗原则

1. 妊娠状况的评价　受孕部位(宫内、宫外、宫内宫外同时妊娠)、胎数。

2. 妊娠剧吐治疗。

3. 卵巢过度刺激综合征(ovarian hyperstimulation syndrome,OHSS)治疗。

4. 重视高龄孕妇管理和机体状况的评价。

5. 对二代和三代试管婴儿进行产前诊断。

6. 高危妊娠进行管理,早期发现妊娠并发症。

四、评估与保健

（一）孕前评估
应在进行助孕前全面评估。
（二）孕期保健与管理
1. 了解助孕的原因、具体过程、地点等,如第几代试管、鲜胚或冻胚、取卵年龄等。

2. 流产、早产的预测和预防。

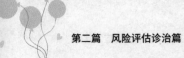

3. 血栓性疾病防治。

4. 妊娠期和分娩期并发症防治。

（三）产后指导

新生儿按高危儿处理。

第十六节　子宫肌瘤或卵巢囊肿≥5cm

一、风险分级

黄色。

二、诊断方法

超声或磁共振提示子宫肌瘤或卵巢囊肿。

三、治疗原则

1. 评估肌瘤或囊肿对分娩方式选择的影响　除了产科本身评估,根据肌瘤或囊肿是否阻塞产道决定分娩方式。另外卵巢囊肿可能的性质也是决定分娩方式的因素之一。若行剖宫产,需进行冰冻病理检查,了解卵巢囊肿性质。

2. 预防产后出血。

四、评估与管理

（一）孕前评估

1. 育龄妇女在妊娠前进行妇科检查,及早发现是否存在子宫肌瘤或卵巢囊肿。

2. 子宫肌瘤若不影响妊娠,可以不必先行手术。

（二）孕期管理

1. 随访肌瘤和卵巢囊肿大小,及早发现子宫肌瘤变性、囊肿扭转或破裂。

2. 若需要剖宫产,肌瘤不常规进行剥出。

（三）产后指导

随访子宫肌瘤和卵巢囊肿。

第十七节　生殖道畸形

一、风险分级

黄色预警。

二、诊断方法

（一）类别

1. 阴道　阴道横膈或纵隔。

2. 子宫　单宫颈或双宫颈、子宫纵隔、鞍状子宫、双子宫、残角子宫、单角子宫。

（二）孕前影像学检查（超声、磁共振和子宫输卵管碘油造影）

（三）妇科检查

阴道、宫颈和子宫情况。

三、治疗原则

1. 胎儿生长发育　注意胎儿发育受限的监测和随访。

2. 正确选择分娩方式。

3. 产后出血防治。

四、评估与管理

（一）孕前评估

孕前妇科检查，能对生殖道是否存在畸形明确诊断，有利于指导妊娠期管理。

（二）孕期管理

1. 早产防治　注意随访孕期宫颈长度、早产征兆等。

2. 产前注意利用超声判断是否存在胎盘粘连或植入。

3. 分娩方式选择　根据是否阻塞产道、产程中子宫破裂风险，结合产科指征，综合决定分娩方式。

（三）产后指导

对于孕期发现的生殖道畸形，如果影响再次妊娠或月经建议妇科就诊。

第十八节　不良孕产史

一、风险分级

黄色。

二、诊断方法

1. 2 次及以上自然流产史。

2. 胎儿畸形史。

3. 死胎或围产儿死亡史。

4. 早产史。

5. 异位妊娠史。

6. 葡萄胎等滋养细胞疾病。

三、治疗原则

1. 产前筛查和诊断　根据年龄、不良孕产史的原因等决定是否进行有创产前诊断。

2. 针对不同原因给予治疗和监测；增加产前检查次数，并根据不同原因给予不同策略。如若不良孕产史与易栓症相关，注意低分子肝素使用、孕期胎儿生长发育监测等；如果为自身免疫性疾病,注意疾病本身的治疗和随访。

四、评估与保健

1. 孕前评估 查明不良孕产史的原因,及早进行孕前或孕期干预和监测,防止不良孕产史再次发生。

2. 孕期管理 根据不同原因进行个性化孕期监测和治疗。

3. 分娩时机和方式的选择 视病情而定。

4. 产后指导 新生儿按照高危儿管理。

拓展阅读

[1] 中华妇产科分会产科学组.前置胎盘临床诊断与处理指南.中华妇产科杂志,2013,48(2):148-150.

[2] 中华妇产科分会产科学组.胎盘早剥的临床诊断与处理规范.中华妇产科杂志,2012,47(12):957-958.

[3] 中华医学会妇产科学分会妊娠期高血压疾病学组.妊娠期高血压疾病诊治指南(2015).中华妇产科杂志,2015,50(10):206-213.

[4] 中华妇产科分会产科学组.早产临床诊断与治疗指南.中华妇产科杂志,2014,49(7):481-484.

[5] 中华妇产科分会产科学组.胎膜早破的诊断与处理指南.中华妇产科杂志,2015,50(1):3-8.

[6] 中华妇产科分会产科学组.孕前和孕期保健指南(2018).中华妇产科杂志,2018,53(1):7-13.

(李力 应豪)

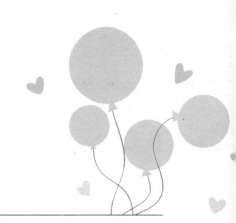

第三篇

风险评估管理与危重救治篇

　　母婴安全是妇女儿童健康的前提和基础,孕产妇风险评估管理与危重孕产妇救治管理是保障母婴安全的关键,上海市首推危重孕产妇救治网络和首创孕产妇风险筛查与评估管理十多年来的实践成效已充分证明这是保健与临床结合落实健康管理关口前移的重要举措,是有效降低孕产妇死亡率的重要措施。

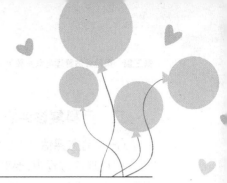

第一章

孕产妇风险评估管理

孕产妇妊娠风险评估与管理是孕产期保健的重要组成部分,是指各级各类医疗保健机构对怀孕至产后 42d 的妇女进行妊娠相关风险的筛查、评估分类和分级管理,及时发现并干预影响妊娠分娩的风险因素,防范不良妊娠结局,保障母婴安全。

一、产科初诊评估

风险评估是风险筛查的后续工作,当首诊医疗机构对首次建册的孕产妇进行妊娠风险筛查并发现筛查阳性时,需及时关注或落实转诊管理。

(一)评估机构和责任

妊娠风险评估分级原则上应在开展助产服务的二级以上医疗机构进行。故需强化二级以上医疗机构妊娠风险评估责任。开展助产技术服务的二级以上医疗机构要对妊娠风险筛查为阳性的孕产妇进行妊娠风险评估分级。

(二)分级标识

按照风险严重程度分别以"绿(低风险)、黄(一般风险)、橙(较高风险)、红(高风险)、紫(传染病)"5 种颜色进行分级标识。

(三)分类管理

对于妊娠风险分级为"黄色""橙色""红色"和"紫色"的孕产妇,应当建议其在二级以上医疗机构接受孕产期保健服务和住院分娩。

1. "绿色"的孕产妇应当在开展助产技术服务的医疗机构进行产前检查和住院分娩,在孕产期仍需进行动态评估,根据病情变化及时调整妊娠风险分级和管理措施。

2. "黄色"的孕产妇应当建议其在二级以上医疗机构接受孕产期保健和住院分娩。如有异常,应当尽快转诊到三级医疗机构。

3. "橙色"的孕产妇在县级及以上危重孕产妇救治中心接受孕产期保健服务,有条件的在三级医疗机构住院分娩。

4. "红色"的孕产妇前往三级医疗机构接受评估以明确是否适宜继续妊娠。如适宜继续妊娠,在县级及以上危重孕产妇救治中心接受孕产期保健服务,原则上在三级医疗机构住院分娩。

5. "紫色"的孕产妇按照传染病防治相关要求进行管理,并落实预防艾滋病、梅毒和乙肝母婴传播综合干预措施。

* 评估工具表:"孕产妇妊娠风险评估表"见第二篇表 2-1。

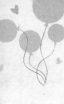

二、产科复诊评估

（一）动态评估

产科复诊过程中,要对孕产妇妊娠风险进行动态评估,根据病情变化及时调整妊娠风险分级和管理措施,并标注评估结果和评估日期。

（二）专案管理

二级及以上医疗机构根据高危专案管理职责,落实高危专案管理。

1. 医疗机构要将妊娠风险分级为"橙色""红色"和"紫色"的孕产妇作为重点人群纳入高危孕产妇专案管理,保证专人专案、全程管理、动态监管、集中救治。确保做到"发现一例、登记一例、报告一例、管理一例、救治一例"。密切监测、治疗妊娠合并症和并发症,根据病情需要及时落实规范转诊和会诊。

2. 对妊娠风险分级为"橙色"和"红色"的孕产妇,与上级危重孕产妇救治中心共同研究制订个性化管理方案、诊疗方案和应急预案。

3. 对于患有可能危及生命的疾病不宜继续妊娠的孕妇,由副主任以上任职资格的医师进行评估和确诊,告知本人继续妊娠风险,提出科学严谨的医学建议并落实全程随访管理。

4. 对妊娠风险分级为"紫色"的孕妇,应当按照传染病防治相关要求进行管理,并落实预防艾滋病、梅毒和乙肝母婴传播综合干预措施。

三、产后风险评估

医疗机构在产妇出院、产后访视和产后 42d 健康检查时,应当落实孕产妇健康管理服务规范有关要求,再次对产妇进行风险评估。如发现阳性症状和体征,应当及时进行干预。

（秦耕　裘洁　张蓉）

第二章

危急重症孕产妇抢救管理

一、网络建设

救治网络建设是危急重症孕产妇救治管理重要基础,省级应当建立若干危重孕产妇救治中心,市、县两级均应当建立至少1个危重孕产妇救治中心。危重孕产妇救治中心应当成立由分管院长任组长,相关业务科室专家为成员的院内危重孕产妇急救小组。未设立内科、外科的妇幼保健院和妇产医院应当与综合救治能力较强的综合医院建立转诊、会诊协作机制,建立危重孕产妇和新生儿救治、会诊、转诊等机制,建立院内多学科危重孕产妇和新生儿急救小组,完善诊疗预案和管理制度,建立孕产妇用血、转运等保障机制,规范危重孕产妇报告、转诊、会诊、评审等。

二、应急预案

各助产医疗机构应制订孕产妇危急重症应急预案,针对产后出血、新生儿窒息等孕产妇和新生儿前10位死因,制订应急预案,逐一建立完善抢救程序与规范。提高快速反应和处置能力,紧急剖宫产自决定手术至胎儿娩出时间(decision to delivery interval,DDI)应当努力控制在30min以内并逐步缩短。

三、转运及会诊

1. 对于病情需要转运且具备转运条件的危重孕产妇,及时安排医务人员随车护送转诊至上级危重孕产妇救治中心。

2. 对于不具备转运条件的,上级危重孕产妇救治中心通过电话、视频等远程指导或派员赴现场会诊、指导。

3. 各级危重孕产妇救治中心要建立急救绿色通道,专人负责接诊工作,并向护送的医护人员询问病情和前期抢救情况,查看病历和抢救记录,确保有效衔接和绿色通道畅通。

四、组织管理

危重孕产妇救治中心要设立产科安全管理办公室,由分管院长具体负责,加强质量安全管理,协调建立高风险孕产妇救治、转诊等机制,建立院内多学科分工协作机制,统筹协调相关业务科室的沟通合作,实现高风险孕产妇全程管理以及危急重症孕产妇的有效救治、快速会诊和迅速转运。

(毛红芳　王亮)

第三章

上海市孕产妇风险评估管理模式

一、孕产妇风险初筛分类管理

（一）在一级医疗机构（社区卫生服务中心）开展早孕建册［"上海市孕产妇健康手册"（以下简称"孕册"）］、孕妇妊娠风险初筛（根据"上海市孕产妇风险预警评估初筛表"，见附件1）和专案管理及随访

1. 对初筛表中"需要关注的表现特征及病史"可疑阳性者 在初筛后3个工作日内督促其至上级医院产科门诊就诊并落实，同时上报所属辖区妇幼保健专业机构重点关注。

2. "辅助检查"阳性和"基本情况"异常者 在孕13~15周提醒孕妇至上级医院诊治。

3. 其他项目阳性者 督促其1个月内至上级医院产科门诊就诊。

（二）产褥期风险预警初筛

社区卫生服务中心在对出院产妇开展产后访视时（第一次为产妇出院后3~7d、第二次与第一次访视间隔5~7d），应根据观察、询问和检查进行综合评估，按照"上海市孕产妇风险预警评估初筛表"中"产后需要关注的症状和体征"进行产后风险筛查，评估是否存在异常情况并进行指导，同时督促产妇及时到医院就诊，注意做好随访工作。

二、孕产妇风险预警评估分类管理

（一）首次评估

各级助产医疗机构对社区卫生服务中心初筛阳性或产科初诊孕妇，均应根据"上海市孕产妇风险预警评估分类表"（见附件2）进行首次妊娠风险预警评估分类，明确疾病诊断，对"重点孕妇"进行风险分级，并专人专册专案管理。

1. "红色预警"者应当在1个工作日内上报。

2. "橙色预警"者应当在3个工作日内上报。

3. 其他颜色预警者在7个工作日内上报。

（二）动态评估

1. 孕28~32周、孕36~37周必须按照"上海市孕产妇风险预警评估分类表"进行动态评估，并做评估小结。

2. 产褥早期 分娩后、出院前，再次进行风险预警评估，指导出院后随访和治疗。

在对孕产妇进行孕中、晚期产前检查及产褥早期风险预警动态评估时，有升级或降级者均需填报相应报告单，并注明"升级"或"降级"。

（三）孕产妇风险预警分类管理

各级助产医疗机构应当根据孕产妇风险预警评估分类,在孕产妇保健服务记录(如孕册、产检记录、出院小结)上粘贴相应预警颜色的标识,如同时存在不同颜色分类,贴较高风险的分类标识;同一颜色中存在多个疾病,在标识中央以"☆"标注。并对孕产妇做好相应的保健咨询指导和管理。

1. 绿色标识(正常孕妇)　社区卫生服务中心孕中期、孕晚期和分娩前提供三次随访。随访内容围绕及时落实产检医院,督促定期产前检查及胎儿畸形筛查,督促及时住院分娩,确认产后休养地址等妊娠各期保健指导和宣教。

2. 黄色标识　社区卫生服务中心每月随访一次,了解其孕期的动态变化(包括孕产妇风险评估分类的升级、降级),督促定期产前检查及住院分娩,确认产后休养地址等保健指导和宣教。

3. 橙色标识　妊娠合并症病情较重,对母婴安全有一定威胁,原则上应在二级或三级综合性医疗机构进行产前监护及随访,直至分娩。

4. 红色标识　疾病严重,继续妊娠可能危及孕妇生命,原则上应在三级医疗机构诊治。病情危重者需按照危重孕产妇抢救管理制度及时组织救治。

不宜继续妊娠孕妇专案管理:对妊娠 <28 周,患有继续妊娠会严重危及孕妇生命的合并症或并发症,须三级医院副主任及以上医师进行多学科会诊、评估和确诊。确诊后填写"不宜继续妊娠报告卡",予当日立即上报辖区妇幼保健专业机构,专案专人管理。需告知继续妊娠的风险,劝告其适时终止妊娠,落实诊治随访。

5. 紫色标识　妊娠合并严重传染病需转诊至上海市(复旦大学附属)公共卫生临床中心,除妊娠梅毒外转至各区定点医疗机构进行诊治。

附件 1

上海市孕产妇风险预警评估初筛表

项目	内容
基本情况	(1) 实足年龄≥35 或≤18 岁[①] (2) 身高≤145cm,或对生育可能有影响的躯体残疾 (3) 体重指数(BMI)≥24kg/m^2 或 <18.5kg/m^2
异常妊娠及分娩史	(1) 生育间隔 <18 个月或 >5 年[②] (2) 剖宫产史 (3) 不孕史 (4) 不良孕产史(各类流产≥3 次、早产史、围产儿死亡史、出生缺陷、异位妊娠史、既往妊娠并发症及合并症史) (5) 本次妊娠异常情况(如多胎妊娠、辅助生殖妊娠等)
妇产科疾病及手术史	(1) 生殖道畸形 (2) 子宫肌瘤≥5cm、卵巢囊肿≥5cm (3)阴道或宫颈手术史 (4) 宫 / 腹腔镜手术史 (5) 瘢痕子宫(如子宫肌瘤挖除术后、子宫肌腺瘤挖除术后、子宫整形术后、宫角妊娠手术后、子宫穿孔史等)

续表

项目	内容
妇产科疾病及手术史	（6）生殖系统恶性肿瘤手术史
过去史与家族史	（1）各种重要脏器疾病史 （2）恶性肿瘤病史 （3）重大手术史 （4）高血压家族史且孕妇目前血压≥140/90mmHg （5）糖尿病（直系亲属） （6）严重的遗传性疾病（如凝血因子缺乏、遗传性高脂血症、地中海贫血等）
辅助检查	（1）血红蛋白<100g/L （2）血小板≤100×10^9/L （3）梅毒筛查阳性 （4）HIV筛查阳性 （5）清洁中段尿常规异常（如蛋白、管型、红细胞、白细胞）持续两次以上 （6）尿糖阳性
需要关注的表现特征及病史	一、提示心血管系统及呼吸系统疾病 （1）心悸、胸闷、胸痛或背部牵涉痛、气促、夜间不能平卧 （2）哮喘及哮喘史、咳嗽、咯血等 （3）长期低热、消瘦、盗汗 （4）心肺听诊异常、血压≥140/90mmHg （5）心脏病史、心衰史、心脏手术史 （6）胸廓畸形等
	二、提示消化系统疾病 （1）严重食欲缺乏、乏力、剧吐 （2）上腹疼痛，肝脾大 （3）皮肤巩膜黄染 （4）便血等
	三、提示泌尿系统疾病 （1）眼睑水肿、少尿、蛋白尿、血尿、管型尿 （2）慢性肾炎、肾病史等
	四、提示血液系统疾病 （1）牙龈出血、鼻出血 （2）出血不凝、全身多处瘀点、瘀斑 （3）血小板减少、再生障碍性贫血等血液病史
	五、提示内分泌及免疫系统疾病 （1）多饮、多尿、多食 （2）烦渴、心悸、烦躁、多汗 （3）明显关节酸痛、脸部蝶形或盘形红斑、不明原因高热 （4）口干（无唾液）、眼干（眼内有摩擦异物感或无泪）等
	六、提示性传播疾病 （1）外生殖器溃疡、赘生物或水疱 （2）阴道或尿道流脓 （3）性病史

续表

项目	内容
	七、提示精神神经系统疾病 （1）言语交流困难、智力障碍、精神抑郁、精神躁狂 （2）反复出现头痛、恶心、呕吐 （3）癫痫史 （4）不明原因晕厥史等
	八、其他 吸毒史
产后需要关注的症状和体征	（1）发热、头痛、头晕 （2）口渴、多汗、心悸、恶心、胸闷 （3）恶露异常 （4）伤口红、肿、热、痛 （5）下肢肿胀、疼痛、四肢无力 （6）心境不良（持久的情绪低落、睡眠障碍、精神焦虑不安）等 （7）随访中发现妊娠期并发症、合并症的病情加重者
	备注：社区卫生服务中心医生产后访视中发现以上情况，需指导并督促产妇及时到医院诊治，并加强随访

注：①孕妇实足年龄是指至本次妊娠预产期时孕妇的实足年龄
②生育间隔是指前一次分娩日到本次妊娠预产期的时间间隔

附件 2

上海市孕产妇风险预警评估分类表

评估分类	疾病
红色预警	**一、孕产期合并症** 1. 严重心血管系统疾病 （1）各种原因引起的肺动脉高压（≥50mmHg），如房间隔缺损、室间隔缺损、动脉导管未闭等 （2）复杂先心（法洛四联症、艾森门格综合征等）和未手术的发绀型心脏病（血氧饱和度<90%）；Fontan循环术后 （3）心脏瓣膜病：瓣膜置换术后、中重度二尖瓣狭窄（瓣口<1.5cm²）、主动脉瓣狭窄（跨瓣压差≥50mmHg）、马方综合征等 （4）各类心肌病 （5）感染性心内膜炎 （6）急性心肌炎 （7）风心病风湿活动期 （8）妊娠期高血压性心脏病 （9）其他 2. 呼吸系统疾病：重症哮喘、肺纤维化、胸廓或脊柱严重畸形等影响肺功能、伴有肺动脉高压者 3. 消化系统疾病：急性胰腺炎、反复发作消化道出血、肠梗阻、肝硬化失代偿期等影响孕产妇生命的疾病

续表

评估分类	疾病
红色预警	4. 泌尿系统疾病:急、慢性肾脏疾病伴高血压、肾功能不全(肌酐超过正常值上限的 1.5 倍) 5. 内分泌系统疾病 (1) 糖尿病并发肾病 V 级、严重心血管病、增生性视网膜病变或玻璃体积血、周围神经病变等 (2) 甲状腺功能亢进并发心脏病、感染、肝功能异常、精神异常等疾病 (3) 甲状腺功能减退引起相应系统功能障碍,基础代谢率小于 −50% (4) 垂体泌乳素瘤出现视力减退、视野缺损、偏盲等压迫症状 (5) 尿崩症:中枢性尿崩症伴有明显的多饮、烦渴、多尿症状,或合并其他垂体功能异常 (6) 嗜铬细胞瘤等 6. 血液系统疾病 (1) 再生障碍性贫血 (2) 重度血小板减少(血小板 $<30 \times 10^9/L$)或进行性下降或伴有出血倾向 (3) 极重度贫血(血红蛋白≤40g/L) (4) 白血病 (5) 凝血功能障碍伴有出血倾向(如先天性凝血因子缺乏、低纤维蛋白原血症等) (6) 血栓栓塞性疾病(如下肢深静脉血栓、颅内静脉窦血栓等) 7. 免疫系统疾病活动期,如系统性红斑狼疮、重症 IgA 肾病、类风湿关节炎、干燥综合征、未分化结缔组织病等 8. 精神病急性期 9. 恶性肿瘤 (1) 妊娠期间发现的恶性肿瘤 (2) 治疗后复发或发生远处转移 10. 神经系统疾病 (1) 脑血管畸形(动脉瘤、动-静脉畸形等)及手术史、脑血管意外史 (2) 癫痫全面性发作(全身强直-阵挛性发作) (3) 重症肌无力(病变发展至延脑肌、肢带肌、躯干肌和呼吸肌) 11. 吸毒 12. 其他严重内、外科疾病等
	二、孕产期并发症 1. 三胎及以上妊娠伴发心肺功能减退 2. 凶险型前置胎盘伴植入可能 3. 红色预警范畴疾病产后尚未稳定
	三、孕产期危重病情上报范畴 1. 妊娠并发症: (1) 产科出血(出血 >2000ml,或出现休克、弥散性血管内凝血者) (2) 异位妊娠(出血 >2000ml,或出现休克、弥散性血管内凝血者) (3) 子痫 (4) 羊水栓塞 (5) 子宫破裂伴休克 (6) 各种产科疾病所致的弥散性血管内凝血 (7) 妊娠期急性脂肪肝 (8) 其他危及生命的产科疾病 2. 妊娠合并症 (1) 心功能Ⅲ ~ Ⅳ级、左心室收缩功能不全(射血分数 <30%)、严重心律失常伴血流动力学不

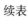

评估分类	疾病
红色预警	稳定、急性心肌梗死、急性感染性心内膜炎、高血压危象、高血压脑病、主动脉夹层等 （2）中高危肺栓塞、重症肺炎、急性血行播散型肺结核、重症哮喘急性发作、各种原因引起的大咯血和呼吸衰竭 （3）重症胰腺炎、急性消化道出血伴休克、肝衰竭 （4）急性肾功能衰竭 （5）糖尿病严重代谢紊乱综合征（酮症酸中毒、高渗高血糖综合征）、甲状腺危象 （6）血细胞严重异常（血红蛋白 <40g/L 或中性粒细胞绝对计数 <0.5×10⁹/L 或血小板 <20×10⁹/L 伴有自发性出血） （7）免疫系统疾病活动期伴多脏器功能受损 （8）危及生命的脑血管意外（脑出血、脑缺血）、癫痫持续状态、昏迷 （9）休克（感染性、心源性、过敏性、失血性、神经源性等） （10）孕产期严重感染并发脏器功能受损，结核性脑膜炎 （11）恶性肿瘤晚期
橙色预警	**一、基本情况** 1. 年龄≥40 岁 2. BMI≥28kg/m²
	二、孕产期合并症 1. 心血管系统疾病较严重 （1）心功能Ⅱ级，轻度左心功能障碍或者射血分数 40%~50% （2）需药物治疗的心肌炎后遗症、心律失常等 （3）瓣膜性心脏病（轻度二尖瓣狭窄瓣口 >1.5cm²、主动脉瓣狭窄跨瓣压差 <50mmHg、无合并症的轻度肺动脉狭窄、二尖瓣脱垂、二叶式主动脉瓣病变、马方综合征无主动脉扩张） （4）主动脉疾病（主动脉直径 <45mm）、主动脉缩窄矫治术后 （5）经治疗后稳定的心肌病 （6）各种原因的轻度肺动脉高压（<50mmHg） （7）其他 2. 呼吸系统疾病：哮喘、脊柱侧弯、胸廓畸形等伴轻度肺功能不全 3. 消化系统疾病：原因不明的肝功能异常（肝酶 >2 倍正常值）、肝硬化代偿期、肠梗阻、消化道出血等 4. 泌尿系统疾病：慢性肾脏疾病伴肾功能不全代偿期（肌酐超过正常值上限） 5. 内分泌系统疾病：需药物治疗的糖尿病、甲状腺功能亢进和甲状腺功能减退伴并发症、垂体泌乳素瘤；肾性尿崩症（尿量超过 4000ml/d）等 6. 血液系统疾病 （1）血小板减少［血小板（30~50）×10⁹/L］ （2）重度贫血（血红蛋白 40~70g/L） （3）凝血功能障碍无出血倾向 （4）易栓症（如抗凝血酶缺陷症、蛋白 C 缺陷症、蛋白 S 缺陷症、抗磷脂综合征、肾病综合征等） 7. 免疫系统疾病：应用小剂量激素（如泼尼松 5~10mg/d）6 个月以上，无临床活动表现（如系统性红斑狼疮、重症 IgA 肾病、类风湿关节炎、干燥综合征、未分化结缔组织病等） 8. 恶性肿瘤治疗后无转移无复发 9. 智力障碍 10. 精神病缓解期

续表

评估分类	疾病
橙色预警	11. 神经系统疾病：癫痫（复杂部分性发作）、重症肌无力（病变波及四肢骨骼肌和延脑部肌肉）等 12. 其他
	三、孕产期并发症 1. 三胎及以上妊娠 2. Rh 血型不合 3. 瘢痕子宫（距末次子宫手术间隔 <18 个月）① 4. 瘢痕子宫伴中央性前置胎盘 5. 各类子宫手术史（如剖宫产、宫角妊娠、子宫肌瘤挖除术等）≥2 次 6. 双胎、羊水过多伴发心肺功能减退 7. 重度子痫前期、慢性高血压合并子痫前期 8. 原因不明的发热 9. 产后抑郁症、产褥期中暑、产褥感染等
黄色预警	一、基本情况
	年龄≥35 岁或 ≤18 岁，BMI≥24kg/m² 或 <18.5kg/m²，身高≤145cm，生殖道畸形，骨盆狭小，不良孕产史（严重妊娠并发症史、异常分娩史、各类流产≥3 次、早产、围产儿死亡、出生缺陷、异位妊娠、滋养细胞疾病等），瘢痕子宫，子宫肌瘤≥5cm，卵巢囊肿≥5cm，盆腔手术史，辅助生殖妊娠
	二、孕产期合并症 1. 心血管系统疾病（经心内科诊治无需药物治疗、心功能正常） （1）先天性心脏病（不伴有肺动脉高压的房间隔缺损、室间隔缺损、动脉导管未闭；法洛四联症修补术后无残余心脏结构异常等） （2）心肌炎后遗症 （3）心律失常 （4）无合并症的轻度的肺动脉狭窄和二尖瓣脱垂 2. 呼吸系统疾病：经呼吸内科诊治无需药物治疗、肺功能正常 3. 消化系统疾病：原因不明轻度肝功能异常（仅肝酶 <2 倍正常值以下）、乙肝病毒表面抗原阳性且肝功能正常 4. 泌尿系统疾病：肾脏疾病（如血尿、蛋白尿、管型尿等，目前病情稳定肾功能正常） 5. 内分泌系统疾病：无需药物治疗的糖尿病、甲状腺疾病、垂体泌乳素瘤等和需用药的无并发症的甲状腺功能减退 6. 血液系统疾病：妊娠合并血小板减少[血小板（50~100）× 10⁹/L]但无出血倾向，妊娠合并贫血（血红蛋白 70~90g/L） 7. 神经系统疾病：癫痫（单纯部分性发作），重症肌无力（眼肌型）等 8. 免疫系统疾病：无需药物治疗（如系统性红斑狼疮、IgA 肾病、类风湿关节炎、干燥综合征、未分化结缔组织病等） 9. 尖锐湿疣、淋病等性传播疾病 10. 吸毒史 11. 其他
	三、孕产期并发症 双胎妊娠、先兆早产、胎儿宫内生长受限、妊娠期高血压疾病（除外红、橙色）、妊娠期肝内胆汁淤积症、未足月胎膜早破、羊水过少、羊水过多、≥36 周胎位不正、前置胎盘、妊娠剧吐等

154

续表

评估分类	疾病
紫色预警	所有妊娠合并传染性疾病——如病毒性肝炎、梅毒、HIV 感染及艾滋病、活动性结核、水痘（急性期）、麻疹（急性期）等

注：同时存在不同颜色分类，贴较高风险的分类标识；同一颜色中存在多个疾病，在标识中央以"☆"标注；如合并传染病需加贴紫色标识

①瘢痕子宫（距末次子宫手术间隔 <18 个月）：本次妊娠预产期至末次子宫手术时间间隔

拓展阅读

中华医学会妇产科学分会产科学组 . 孕前和孕期保健指南（2018）. 中华妇产科杂志，2018，53（1）：7-13.

（朱丽萍　秦敏）

附录一

国家卫生计生委《关于加强母婴安全保障工作的通知》（国卫妇幼发〔2017〕42号）

各省、自治区、直辖市卫生计生委，新疆生产建设兵团卫生局、人口计生委：

母婴安全是妇女儿童健康的前提和基础。孕产妇死亡率和婴儿死亡率是国际上公认的基础健康指标，也是衡量经济社会发展和人类发展的重要综合性指标。《"健康中国2030"规划纲要》将孕产妇死亡率、婴儿死亡率作为主要健康指标，提出了明确任务目标。为预防和减少孕产妇和婴儿死亡，切实保障母婴安全，保障全面两孩政策实施，推进健康中国建设，现就有关工作通知如下。

一、从源头严防风险，全面开展妊娠风险筛查与评估

（一）强化首诊医疗机构妊娠风险筛查责任。首诊医疗机构应当对首次就诊建档的孕产妇进行妊娠风险筛查（孕产妇妊娠风险筛查表见附件1），筛查结果记录在"母子健康手册"及相应信息系统中。首诊医疗机构为基层医疗卫生机构的，应当将妊娠风险筛查为阳性的孕产妇主动转诊到二级以上综合医院、妇幼保健院、妇产医院及中医医院（以下统称医疗机构）接受妊娠风险评估。

（二）强化二级以上医疗机构妊娠风险评估责任。开展助产技术服务的二级以上医疗机构要对妊娠风险筛查为阳性的孕产妇进行妊娠风险评估分级（孕产妇妊娠风险评估表见附件2），按照风险严重程度分别以"绿（低风险）、黄（一般风险）、橙（较高风险）、红（高风险）、紫（传染病）"5种颜色进行分级标识，加强分类管理。对于妊娠风险分级为"黄色""橙色""红色"和"紫色"的孕产妇，应当建议其在二级以上医疗机构接受孕产期保健服务和住院分娩。

二、紧盯重点人群，严格进行高危专案管理

（三）明确医疗机构对高危人群管理职责。对妊娠风险分级为"黄色"的孕产妇，应当建议其在二级以上医疗机构接受孕产期保健和住院分娩。如有异常，应当尽快转诊到三级医疗机构。

对妊娠风险分级为"橙色"的孕产妇，应当建议其在县级及以上危重孕产妇救治中心接受孕产期保健服务，有条件的原则上应当在三级医疗机构住院分娩。

对妊娠风险分级为"红色"的孕产妇，应当建议其尽快到三级医疗机构接受评估以明确是否适宜继续妊娠。如适宜继续妊娠，应当建议其在县级及以上危重孕产妇救治中心接受孕产期保健服务，原则上应当在三级医疗机构住院分娩。

对妊娠风险分级为"紫色"的孕产妇，应当按照传染病防治相关要求进行管理，并落实预防艾滋病、梅毒和乙肝母婴传播综合干预措施。

相关医疗机构在提供孕产期保健服务过程中，要对孕产妇妊娠风险进行动态评估，根据病情变化及时调整妊娠风险分级和管理措施。二级及以上医疗机构应当根据高危专案管理职责，合理调配资源，保障高危孕产妇就诊需求。要注意信息安全和孕产妇隐私保护。

（四）严格要求医疗机构落实高危专案管理。医疗机构要将妊娠风险分级为"橙色""红色"和"紫色"的孕产妇作为重点人群纳入高危孕产妇专案管理，保证专人专案、全程管理、动态监管、集中救治，确保做到"发现一例、登记一例、报告一例、管理一例、救治一例"。对妊娠风险分级为"橙色"和"红色"的孕产妇，要及时向辖区妇幼保健机构报送相关信息，并尽快与上级危重孕产妇救治中心共同研究制订个性化管理方案、诊疗方案和应急预案。对于患有可能危及生命的疾病不宜继续妊娠的孕妇，应当由副主任以上任职资格的医师进行评估和确诊,告知本人继续妊娠风险,提出科学严谨的医学建议。

三、严守安全底线,着力加强危急重症救治

(五)抓好危急重症救治网络建设。各地要依托产科儿科实力和综合救治能力较强的医疗机构,加快辖区危重孕产妇和新生儿救治中心建设。到2017年年底前,省级要有若干个危重孕产妇和新生儿救治中心,地市、县两级均有至少1个危重孕产妇救治中心和1个危重新生儿救治中心。地域广阔、服务半径大的地区,可与邻近省份协调协作建立跨省协同救治机制。县级以上卫生计生行政部门要建立由分管领导牵头负责的保障母婴安全协调工作机制,明确职责任务,建立助产机构、急救中心和血站联动机制,强化转运、救治、用血等重点环节保障。要组建由妇产科、儿科、内科、外科、急诊科、麻醉科、重症医学科、输血科等相关学科专家组成的区域危重孕产妇和新生儿急救专家组,明确职责和任务分工,指导参与辖区危重孕产妇和新生儿抢救工作。

(六)狠抓危急重症救治分片责任落实。各级卫生计生行政部门要结合医联体建设划定危重孕产妇和新生儿救治责任片区,指定各级危重救治中心对口负责若干市(地、州)、县(市、区)的危重救治工作。省级、地市级危重救治中心应当与对口市(地、州)、县(市、区)建立危重孕产妇和新生儿会诊、转诊、技术指导等双向协作关系,确保转诊救治网络覆盖全部助产机构。各级危重救治中心尤其是三级医疗机构应当按照职责,切实承担起危重孕产妇和新生儿的会诊、接诊和救治任务,定期派员下沉到辖区助产机构指导,提升基层高危孕产妇管理水平和危急重症救治能力。紧急情况下,应当通过电话、网络等方式远程指导,促进优质医疗资源动态配置。鼓励三级医疗机构牵头组建产儿科专科联盟,以专科协作为纽带,重点提升危重孕产妇和新生儿救治能力。大力发展面向基层、边远和欠发达地区的产儿科远程医疗协作网,鼓励三级医疗机构向基层医疗卫生机构提供远程医疗、远程教学、远程培训等服务,利用信息化手段促进资源纵向流动,提高优质医疗资源可及性。

(七)畅通危急重症转诊救治绿色通道。医疗机构对于病情需要转运且具备转运条件的危重孕产妇和新生儿,应当及时安排医务人员携带急救用品、相关病历资料随车护送转诊至上级危重孕产妇和新生儿救治中心。对于不具备转运条件的,上级危重孕产妇和新生儿救治中心应当通过电话、视频等远程指导或派员赴现场会诊、指导。各级危重孕产妇和新生儿救治中心要建立急救绿色通道,有专人负责接诊工作,并向护送的医护人员询问病情和前期抢救情况,查看病历和抢救记录,确保有效衔接和绿色通道畅通。到2018年底前,全面建成分级负责、上下联动、应对有序、运转高效的危重孕产妇和新生儿急救、会诊、转诊网络。

(八)提升孕产妇和新生儿危急重症临床救治能力。医疗机构要针对产后出血、新生儿窒息等孕产妇和新生儿前10位死因,制订应急预案,逐一建立完善抢救程序与规范。每季度开展不少于1次专项技能培训和快速反应团队急救演练,提高快速反应和处置能力,紧急剖宫产自决定手术至胎儿娩出时间(DDI)应当努力控制在30分钟以内并逐步缩短。保障产科医师、助产士、新生儿科医师每年至少参加1次针对性继续医学教育。院内产科管理办公室要落实职责任务,加强质量安全管理,协调建立高危孕产妇救治、转诊等机制,建立多学科急救小组。完善产科、儿科协作机制,鼓励产科与儿科共同确定分娩时机,儿科医师按照院内会诊时限要求准时到达,确保每个分娩现场有1名经过新生儿复苏培训的专业人员在场。

四、建立督查机制,强化母婴安全责任落实

(九)建立个案报告机制。省级卫生计生行政部门要加快妇幼健康信息平台建设,建立每月调度制度,建立工作台账,动态掌握本省(区、市)产妇分娩、高危孕产妇、孕产妇死亡以及服务资源利用情况。对辖区内妊娠风险分级为"橙色"和"红色"的孕产妇建立专门台账,全面掌握底数,指导做好高危孕产妇专案管理和集中救治。建立孕产妇死亡个案月报制度,医疗机构发生孕产妇死亡,应当第一时间通报辖区县级妇幼保健机构,县级妇幼保健机构组织人员核查情况后,于每月10日前通过全国妇幼卫生年报信息系统上报个案。及时组织孕产妇死亡病例评审,每半年要组织1次全省(区、市)孕产妇死亡病例集中评审,对共性问题进行集中通报,提出指导意见,落实改进措施。积极探索开展危重孕产妇评审工作。

(十)建立约谈通报机制。省级卫生计生行政部门要全面掌握辖区母婴安全保障工作情况,对成效突出的地区要及时进行通报表扬,总结推广有效经验。对孕产妇死亡率呈现升高态势的地区,及时派出专家组给予针对性指导;对任务措施不落实、工作严重滑坡的地区进行约谈和通报。对连续发生孕产妇死亡,发生产科、儿科重大医疗质量安全事件或存在严重医疗质量安全隐患的医疗机构负责人进行约谈,对造成严重后果的予以通报并严肃处理,同时报我委备案。要紧盯重点地区和重点医疗机构,重点指导、重点督查、重点考核,督促建立问题清单,制订整改方案,逐条整改落实,确保整改到位。

附件:1. 孕产妇妊娠风险筛查表(略)
　　　2. 孕产妇妊娠风险评估表(略)

附录二

国家卫生计生委办公厅《关于印发孕产妇妊娠风险评估与管理工作规范的通知》(国卫办妇幼发〔2017〕35号)

孕产妇妊娠风险评估与管理工作规范

孕产妇妊娠风险评估与管理是孕产期保健的重要组成部分。为规范孕产妇妊娠风险评估与管理工作,保障母婴安全,根据《中华人民共和国母婴保健法》《中华人民共和国母婴保健法实施办法》和《孕产期保健工作管理办法》等相关法律法规和规范性文件,制定本规范。

孕产妇妊娠风险评估与管理是指各级各类医疗机构对怀孕至产后42天的妇女进行妊娠相关风险的筛查、评估分级和管理,及时发现、干预影响妊娠的风险因素,防范不良妊娠结局,保障母婴安全。

一、工作职责

(一)各级卫生计生行政部门。

1. 负责在现有孕产期管理制度中强化孕产妇风险评估与管理工作,制订实施方案。

2. 负责孕产妇妊娠风险评估与管理工作的实施,掌握辖区内孕产妇妊娠风险状况,明确重点人群、关键环节,及时采取干预措施。

3. 负责辖区内孕产妇妊娠风险评估与管理工作的质量控制、评价和监督。

(二)各级妇幼保健机构。

1. 掌握辖区内孕产妇妊娠风险整体状况,定期分析,提出干预措施和建议。

2. 受卫生计生行政部门委托,定期对辖区内各级各类医疗机构的孕产妇妊娠风险评估与管理工作进行技术指导和质量控制。

3. 负责辖区内孕产妇妊娠风险评估与管理相关信息的收集、整理、统计、分析、上报及反馈。

4. 组织开展辖区内孕产妇妊娠风险评估与管理业务培训。

(三)各级各类医疗机构。

1. 遵照本规范和相关诊疗规范、技术指南等,开展与职责和能力相适应的孕产妇妊娠风险评估与管理工作。

2. 做好孕产妇妊娠风险评估与管理相关信息的采集、登记和统计,并按照要求及时向辖区妇幼保健机构报送。

3. 基层医疗卫生机构应当对首次建册的孕妇进行妊娠风险筛查;对建册孕妇进行随访管理;对产后42天内的产妇进行风险评估与管理。

4. 开展助产服务的二级、三级医疗机构应当对孕妇进行妊娠风险筛查和评估分级;根据评估结果,落实妊娠风险管理。

二、工作内容

孕产妇妊娠风险评估包括妊娠风险筛查、妊娠风险评估分级、妊娠风险管理和产后风险评估。孕产妇妊娠风险评估与管理工作流程图见附件1。

（一）妊娠风险筛查。

首诊医疗机构应当对首次建册的孕产妇进行妊娠风险筛查（孕产妇妊娠风险筛查表见附件2）。孕产妇符合筛查表中1项及以上情形的即认为筛查阳性。

1. 筛查内容。

筛查项目分为"必选"和"建议"两类项目。必选项目为对所有孕妇应当询问、检查的基本项目,建议项目由筛查机构根据自身服务水平提供。卫生计生行政部门在制定实施方案时可根据当地实际适当调整必选和建议检查项目。

（1）必选项目：①确定孕周；②询问孕妇基本情况、现病史、既往史、生育史、手术史、药物过敏史、夫妇双方家族史和遗传病史等；③体格检查：测量身高、体重、血压,进行常规体检及妇科检查等；④注意孕妇需要关注的表现特征及病史。

（2）建议项目：血常规、血型、尿常规、血糖测定、心电图检查、肝功能、肾功能；艾滋病、梅毒和乙肝筛查等。

2. 筛查结果处置。

（1）对于筛查未见异常的孕妇,应当在其"母子健康手册"上标注绿色标识,按照要求进行管理。

（2）对于筛查结果阳性的孕妇,应当在其"母子健康手册"上标注筛查阳性。筛查机构为基层医疗卫生机构的,应当填写"妊娠风险筛查阳性孕产妇转诊单"（附件3）,并告知筛查阳性孕妇在2周内至上级医疗机构接受妊娠风险评估,由接诊机构完成风险评估并填写转诊单后,反馈筛查机构。基层医疗卫生机构应当按照国家基本公共卫生服务规范要求,落实后续随访。

（二）妊娠风险评估分级。

妊娠风险评估分级原则上应当在开展助产服务的二级以上医疗机构进行。

1. 首次评估。

对妊娠风险筛查阳性的孕妇,医疗机构应当对照"孕产妇妊娠风险评估表"（附件4）,进行首次妊娠风险评估。按照风险严重程度分别以"绿（低风险）、黄（一般风险）、橙（较高风险）、红（高风险）、紫（传染病）"5种颜色进行分级标识。

（1）绿色标识：妊娠风险低。孕妇基本情况良好,未发现妊娠合并症、并发症。

（2）黄色标识：妊娠风险一般。孕妇基本情况存在一定危险因素,或患有孕产期合并症、并发症,但病情较轻且稳定。

（3）橙色标识：妊娠风险较高。孕妇年龄≥40岁或BMI≥28,或患有较严重的妊娠合并症、并发症,对母婴安全有一定威胁。

（4）红色标识：妊娠风险高。孕妇患有严重的妊娠合并症、并发症,继续妊娠可能危及孕妇生命。

（5）紫色标识：孕妇患有传染性疾病。紫色标识孕妇可同时伴有其他颜色的风险标识。

医疗机构应当根据孕产妇妊娠风险评估结果,在"母子健康手册"上标注评估结果和评估日期。对于风险评估分级为"橙色""红色"的孕产妇,医疗机构应当填写"孕产妇妊娠风险评估分级报告单"（附件5）,在3日内将报告单报送辖区妇幼保健机构。如孕产妇妊娠风险分级为红色,应当在24小时内报送。

2. 动态评估。

医疗机构应当结合孕产期保健服务,发现孕产妇健康状况有变化时,立即进行妊娠风险动态评估,根据病情变化及时调整妊娠风险分级和相应管理措施,并在"母子健康手册"上顺序标注评估结果和评估日期。

（三）妊娠风险管理。

各级医疗机构应当根据孕妇妊娠风险评估分级情况,对其进行分类管理。要注意信息安全和孕产妇隐私保护。

1. 对妊娠风险分级为"绿色"的孕产妇,应当按照《孕产期保健工作规范》以及相关诊疗指南、技术规范,规范提供孕产期保健服务。

2. 对妊娠风险分级为"黄色"的孕产妇,应当建议其在二级以上医疗机构接受孕产期保健和住院分娩。如有异常,应当尽快转诊到三级医疗机构。

3. 对妊娠风险分级为"橙色""红色"和"紫色"的孕产妇,医疗机构应当将其作为重点人群纳入高危孕

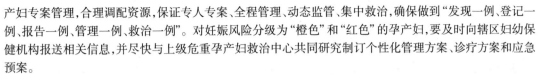

产妇专案管理,合理调配资源,保证专人专案、全程管理、动态监管、集中救治,确保做到"发现一例、登记一例、报告一例、管理一例、救治一例"。对妊娠风险分级为"橙色"和"红色"的孕产妇,要及时向辖区妇幼保健机构报送相关信息,并尽快与上级危重孕产妇救治中心共同研究制订个性化管理方案、诊疗方案和应急预案。

(1)对妊娠风险分级为"橙色"的孕产妇,应当建议其在县级及以上危重孕产妇救治中心接受孕产期保健服务,有条件的原则上应当在三级医疗机构住院分娩。

(2)对妊娠风险分级为"红色"的孕产妇,应当建议其尽快到三级医疗机构接受评估以明确是否适宜继续妊娠。如适宜继续妊娠,应当建议其在县级及以上危重孕产妇救治中心接受孕产期保健服务,原则上应当在三级医疗机构住院分娩。

对于患有可能危及生命的疾病而不宜继续妊娠的孕产妇,应当由副主任以上任职资格的医师进行评估和确诊,告知本人继续妊娠风险,提出科学严谨的医学建议。

(3)对妊娠风险分级为"紫色"的孕产妇,应当按照传染病防治相关要求进行管理,并落实预防艾滋病、梅毒和乙肝母婴传播综合干预措施。

(四)产后风险评估与管理。

医疗机构在进行产后访视和产后42天健康检查时,应当落实孕产妇健康管理服务规范有关要求,再次对产妇进行风险评估。如发现阳性症状和体征,应当及时进行干预。

三、质量控制

(一)国家卫生计生委负责全国孕产妇妊娠风险评估与管理工作质量控制,定期检查、督导和评价,并进行通报。

(二)地方各级卫生计生行政部门应当按照本规范,结合工作实际,制定辖区孕产妇妊娠风险评估与管理工作质量控制方案并组织实施。每年至少进行1次工作督查。

(三)各级妇幼保健机构应当至少每半年组织1次辖区孕产妇妊娠风险评估与管理工作的质量控制,提出改进措施。每年形成报告报送卫生计生行政部门。

(四)各级医疗机构应当严格执行本规范,建立孕产妇妊娠风险评估与管理工作自查制度,定期进行自查,接受相关部门的质量控制,并落实整改措施。

附件:1. 孕产妇妊娠风险评估与管理工作流程图(略)

　　　2. 孕产妇妊娠风险筛查表(略)

　　　3. 妊娠风险筛查阳性孕产妇转诊单(略)

　　　4. 孕产妇妊娠风险评估表(略)

　　　5. 孕产妇妊娠风险评估分级报告单(略)

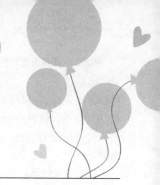

附录三

产科常用的实验室检查项目参考值

检查项目	参考值	检查项目	参考值
1.血液			
(1)一般检查			
红细胞		血细胞比容	
新生儿	$(6.0\sim7.0)\times10^{12}$/L	成人(女)	0.35~0.45
成人(女)	$(3.8\sim5.1)\times10^{12}$/L	孕妇	0.31~0.34
血红蛋白		白细胞	
新生儿	180~190g/L	新生儿	$(15\sim22)\times10^{9}$/L
成人(女)	115~150g/L	成人(女)	$(3.5\sim9.5)\times10^{9}$/L
孕妇	100~130g/L	孕产妇	$(6\sim20)\times10^{9}$/L
网织红细胞		白细胞分类	
新生儿	0.03~0.06	中性粒细胞	40%~75%
成人(女)	0.005~0.015	嗜酸性粒细胞	0.4%~8%
红细胞沉降率[Westergren 法,成人(女)]	0~20mm/h	嗜碱性粒细胞	0%~1%
血小板(仪器法,静脉血)	$(125\sim350)\times10^{9}$/L	淋巴细胞	20%~50%
		单核细胞	3%~10%
(2)凝血功能和纤溶检测			
活化部分凝血活酶时间 (APTT)[仪器(磁珠法)]	28~40s	纤维蛋白原(FIB)[仪器测定方法]	2~4g/L
凝血酶原时间(PT)[仪器(磁珠法)]	11.5~14.3s	纤维蛋白降解产物(FDP)	<5mg/L
凝血酶时间(TT)[仪器(磁珠法)]	13.5~18.5s	D-二聚体[成人(女)]	<0.5mg/L
(3)电解质及其他无机物			
钾		无机磷	
新生儿	3.5~5.1mmol/L	脐带血	1.20~2.62mmol/L

续表

检查项目	参考值	检查项目	参考值
成人	3.5~5.3mmol/L	成人（女）	0.85~1.51mmol/L
钠		镁	0.75~1.02mmol/L（月经期稍高）
新生儿	134~146mmol/L	铁	
成人	137~147mmol/L	新生儿	18~45μmol/L
氯	99~110mmol/L	成人（女）	7.8~32.2μmol/L
总钙	2.11~2.52mmol/L	总铁结合力［成人（女）］	54~77μmol/L
离子钙			
脐带血	（1.37±0.07）mmol/L		
新生儿	1.07~1.27mmol/L		
成人	1.10~1.34mmol/L		
（4）有机化合物（代谢物）检查			
胆红素总量		尿酸［尿酸酶紫外法，成人（女）］	155~357μmol/L
脐带血	<0.5μmol/L	尿素	
生后 1~2d		脐带血	7.5~14.3mmol/L
早产儿	<137μmol/L	成人（女）	
足月儿	<103μmol/L	20~59 岁	2.6~7.5mmol/L
生后 3~5d		60~79 岁	3.1~8.8mmol/L
早产儿	<274μmol/L	胱抑素 C	0.59~1.03mg/L
足月儿	<205μmol/L	葡萄糖（空腹）	
成人（女）	3.4~20.5μmol/L	新生儿	2.0~5.5mmol/L
直接胆红素	0~6.84μmol/L	成人	3.9~6.1mmol/L
总胆汁酸（循环酶法）	0~10μmol/L	孕妇	3.6~5.1mmol/L
甘胆酸		75g 口服葡萄糖耐量试验（OGTT）	
化学发光法	0~270μg/dl	孕 24~28 周 GDM 筛查	
放射免疫法	0~261μg/dl	空腹血糖	<5.1mmol/L
蛋白总量		1h 血糖	<10.0mmol/L
早产儿	36~60g/L	2h 血糖	<8.5mmol/L
足月儿	46~70g/L	胰岛素释放试验（口服 75g 葡萄糖）	
成人	65~85g/L	空腹胰岛素	4.2~16.2mIU/L
白蛋白	40~55g/L	1h 胰岛素	41.8~109.8mIU/L

续表

检查项目	参考值	检查项目	参考值
球蛋白	20~40g/L	2h 胰岛素	26.2~89.0mIU/L
白蛋白/球蛋白比值	（1.2：1）~（2.4：1）	3h 胰岛素	5.2~43.0mIU/L
C 反应蛋白	0~5mg/L	C-肽（空腹）	
叶酸（FOL）（CLIA 法）		CLIA 法	0.30~2.35nmol/L
血清叶酸	>11.81nmol/L	ECLIA 法	0.37~1.47nmol/L
红细胞叶酸	>537nmol/L	糖化血红蛋白	3.6%~6.0%
维生素 B$_{12}$（CLIA 法）	133~675pmol/L	糖化白蛋白	11.8%~17.1%
甘油三酯	0.25~1.71mmol/L	高密度脂蛋白胆固醇	1.29~1.55mmol/L
总胆固醇	3.49~5.55mmol/L	低密度脂蛋白胆固醇	2.07~3.10mmol/L
铁蛋白		肌酐（苦味酸法/酶法）	
新生儿	25~200μg/L	脐带血	53~106μmol/L
成人（女）	12~150μg/L	成人（女）	
		20~59 岁	41~73μmol/L
		60~79 岁	41~81μmol/L
（5）血液气体、酸碱分析及临床酶学检验			
血浆碳酸氢根（成人）	23~29mmol/L	酸碱度（37℃）（成人）	7.35~7.45
二氧化碳分压（动脉血）	4.65~5.98kPa（35~45mmHg）	氧分压（动脉血）	10.64~13.30kPa（80~100mmHg）
丙氨酸转氨酶[连续监测法，成人（女）]	7~40IU/L	天门冬氨酸转氨酶[连续监测法，成人（女）]	13~35IU/L
碱性磷酸酶[速率法，成人（女）]		乳酸脱氢酶（L→P 法）	120~250IU/L
20~49 岁	35~100IU/L	肌酸激酶	40~200IU/L
50~79 岁	50~135IU/L		
谷氨酰转肽酶[成人（女）]	7~45IU/L		
（6）血临床免疫学检验			
绒毛膜促性腺激素（ECLIA 法，未孕女性）		肿瘤糖类抗原 125（CA125）（ELISA 法）	<35IU/ml
绝经前	0~5.3IU/L	肿瘤糖类抗原 153（CA153）（ELISA 法）	<30IU/ml
绝经后	0~8.3IU/L	肿瘤糖类抗原 19-9（CA19-9）（ELISA 法）	<37IU/ml
癌胚抗原（ELISA 法）	<5μg/L	鳞状上皮细胞癌抗原（ELISA 法）	<1.5μg/L

检查项目	参考值	检查项目	参考值
甲胎蛋白（ELISA 法）	<20μg/L	肿瘤坏死因子	（43±2.8）μg/L
2. 尿液			
（1）尿液物理性状及一般检查			
比重		尿蛋白定量［成人（24h）］	20~80mg
新生儿	1.002~1.004	尿胆原定量（24h）	0~5.92μmol
成人	1.003~1.030	尿沉渣检查	
尿量（24h）	1500~2000ml	白细胞	0~3/HP
酸碱度（pH）	4.5~8.0	红细胞	0~1/LP
尿糖定量		上皮细胞	0~少量 /LP
新生儿	<1.11mmol/L	透明管型	0~偶见 /LP
成人（24h）	0.56~5.00mmol/L		
（2）尿液生化检查			
钙（24h）	2.5~7.5mmol	肌酸（24h）	0~608μmol
钾（24h）	51~102mmol	尿素氮（24h）	357~535mmol
钠（24h）	130~260mmol	尿素（24h）	250~600mmol
氯化物（24h）	170~255mmol	尿酸（24h）	2.38~5.95mmol
酮体定性	阴性	肌酐（24h）	5.3~15.9mmol
3. 内分泌功能测定			
（1）下丘脑-垂体			
促甲状腺激素（TSH）［成人（女）］	0.34~5.60mIU/L	卵泡刺激素（FSH）（ECLIA 法）	
促甲状腺激素释放激素（TRH）	14~168pmol/L	卵泡期	3.5~12.5IU/L
促肾上腺皮质激素（ACTH）		排卵期	4.7~21.5IU/L
上午 8 时	2.2~17.6pmol/L	黄体期	1.7~7.7IU/L
下午 4 时	1.1~8.8pmol/L	绝经期	25.8~134.8IU/L
催乳素（PRL）（ECLIA 法，未怀孕）	4.79~23.3μg/L	黄体生成素（LH）（ECLIA 法）	
缩宫素	<3.2mIU/L	卵泡期	2.4~12.6IU/L
生长激素（GH）		排卵期	14.0~95.6IU/L
脐血	0.47~2.35nmol/L	黄体期	1.0~11.4IU/L
新生儿	0.71~1.88nmol/L	绝经期	7.7~58.5IU/L
成人（女）	<0.47nmol/L		

续表

检查项目	参考值	检查项目	参考值
（2）甲状腺			
总三碘甲状腺原氨酸（TT₃）		总甲状腺素（TT₄）	
脐带血	0.5~1.1nmol/L	新生儿	129~271nmol/L
成人	0.89~2.44nmol/L	孕5个月	79~227nmol/L
游离三碘甲状腺原氨酸（FT₃）（CLIA法，成人）	2.62~5.70pmol/L	成人（女）	62.7~150.8mmol/L
		游离甲状腺素（FT₄）（CLIA法，成人）	9.0~19.1pmol/L
（3）肾上腺相关激素			
17-羟皮质类固醇		总皮质醇（血清）	
成人（女）血清	248~580nmol/L	上午8~9时	138~635nmol/L
成人（女）24h尿	19.27~28.21μmol/L	下午3~4时	83~441nmol/L
17-酮类固醇总量［成人（女）24h尿］	21~52μmol	游离皮质醇（24h尿）	28~276nmol/L
（4）性激素			
雌二醇		孕酮［成人（女）］	
CLIA法［成人（女）］		CLIA法	
卵泡中期*	99.1~447.7pmol/L	卵泡中期	0.99~4.83nmol/L
黄体中期**	179.8~1068.0pmol/L	黄体中期	16.4~59.0nmol/L
排卵期	348.7~1589.1pmol/L	绝经期	0.25~2.48nmol/L
绝经后	73.4~146.8pmol/L	妊娠女性前3个月	15.0~161.4nmol/L
注：* 范围为从LH峰值（0d）的（-7±1）d；** 范围为从LH峰值（0d）的（+7±1）d			
ECLIA法		ECLIA法	
女童（13~18岁）	22~99pmol/L	卵泡期	0.64~4.77nmol/L
成人（女）		排卵期	2.54~9.54nmol/L
卵泡期	46~609pmol/L	黄体期	5.41~85.9nmol/L
排卵期	315~1828pmol/L	绝经期	0.32~2.54nmol/L
黄体期	161~774pmol/L		
绝经后	18.35~200pmol/L		
妊娠女性前3个月	789~1578pmol/L		
游离雌三醇（血清）		睾酮	
成人（女）	<7nmol/L	CLIA法，成人（女）	0.30~2.60nmol/L

续表

检查项目	参考值	检查项目	参考值
孕 24~28 周	104~594nmol/L	ECLIA 法，成人（女）	
孕 29~32 周	139~763nmol/L	20~49 岁	0.29~1.67nmol/L
孕 33~36 周	208~972nmol/L	≥50 岁	0.10~1.42nmol/L
孕 37~40 周	278~1215nmol/L		
（5）胎盘激素			
人绒毛膜促性腺激素		胎盘生乳素（血清）	
孕 7~10d	>5.0IU/L	成人（女）	<0.5mg/L
孕 30d	>100IU/L	孕 22 周	1.0~3.8mg/L
孕 8~10 周	$(50{\sim}100)\times10^3$IU/L	孕 30 周	2.8~5.8mg/L
		孕 42 周	4.8~12mg/L
4. 精液			
精液量	1.5~6.8ml	前向运动精子率	32%~72%
pH	7.2~8.0	精子总活力	40%~78%
精子总数（每次射精）	$(39{\sim}802)\times10^6$	正常形态精子率	4%~44%
精子浓度	15×10^6/ml		
5. 羊水			
羊水量（足月妊娠）	0.80~1.0L	卵磷脂 / 鞘磷脂比值	
雌三醇		早期妊娠	<1∶1
早期妊娠	<0.35μmol/L	足月妊娠	>2∶1
足月妊娠	>2.1μmol/L	胆红素	
		早期妊娠	<1.28μmol/L
		足月妊娠	<0.43μmol/L
6. 其他			
静脉压	0.30~1.42kPa （30~145mmH₂O）	血压	
中心静脉压	0.59~0.98kPa （60~100mmH₂O）	收缩压	90~139mmHg
脉压	30~40mmHg	舒张压	60~89mmHg

拓展阅读

［1］叶应妩，王毓三，申子瑜 . 全国临床检验操作规程 . 3 版 . 南京：东南大学出版社，2006.

［2］谢幸，孔北华，段涛 . 妇产科学 . 9 版 . 北京：人民卫生出版社，2018.